Anusha Rudrakshi
Praveenkumar Ramdurg

# Soluções de software inovadoras na medicina dentária moderna

Anusha Rudrakshi
Praveenkumar Ramdurg

# Soluções de software inovadoras na medicina dentária moderna

## Software em medicina dentária

ScienciaScripts

**Imprint**
Any brand names and product names mentioned in this book are subject to trademark, brand or patent protection and are trademarks or registered trademarks of their respective holders. The use of brand names, product names, common names, trade names, product descriptions etc. even without a particular marking in this work is in no way to be construed to mean that such names may be regarded as unrestricted in respect of trademark and brand protection legislation and could thus be used by anyone.

Cover image: www.ingimage.com

This book is a translation from the original published under ISBN 978-620-8-06569-0.

Publisher:
Sciencia Scripts
is a trademark of
Dodo Books Indian Ocean Ltd. and OmniScriptum S.R.L publishing group

120 High Road, East Finchley, London, N2 9ED, United Kingdom
Str. Armeneasca 28/1, office 1, Chisinau MD-2012, Republic of Moldova, Europe
Printed at: see last page
**ISBN: 978-620-8-23748-6**

## Conteúdo

## RECONHECIMENTO

Para começar, quero exprimir a minha gratidão ao Todo-Poderoso por me ter concedido a força
e apoio necessários para levar a cabo esta tarefa e por me acompanharem em todos os meus esforços.
"Os pais são como um arco e os filhos como flechas. Quanto mais o arco se dobra e estica, mais longe a flecha voa. Eu voo, não porque sou especial, mas porque eles se esticaram por mim."
-Matshona Dhliwayo "Um bom professor pode inspirar esperança, despertar a imaginação e incutir o amor pela aprendizagem."

- Brad Henry

É um prazer genuíno exprimir o meu profundo sentimento de agradecimento e gratidão à minha anterior mentora, filósofa, professora respeitada e uma das minhas guias, a Dra. Surekha R Puranik MDS, pelo seu grande interesse, orientação inigualável e excelente dentro e fora do departamento. Estendo a minha gratidão ao meu atual mentor, Dr. Praveenkumar Ramdurg, MDS, Professor e Chefe do Departamento de Medicina Oral e Radiologia. Devo os meus sinceros agradecimentos à Dra. Shobha Sikkerimath, ao Dr. Naveen Reader, do Departamento de Medicina Oral e Radiologia, ao Dr. Lingaraj S. Harihar Reader, do Departamento de Medicina Oral e Radiologia, e à Dra. Vijayalakshmi G, Professora Sénior, do Departamento de Medicina Oral e Radiologia, por partilharem os seus conhecimentos e me ensinarem a arte e a ciência do diagnóstico.

## INTRODUÇÃO

O software dentário refere-se ao software especializado utilizado em medicina dentária. A integração de computadores na medicina dentária remonta à década de 1960[1] , marcando o início dos avanços tecnológicos neste domínio. Subsequentemente, a adoção de computadores e tecnologias da informação tem-se expandido de forma constante nos consultórios dentários. Um estudo realizado por Atkinson.J[2] no ano 2000 revelou que 85,1% dos dentistas incorporaram computadores nos seus fluxos de trabalho profissionais, demonstrando a utilização generalizada da tecnologia na indústria dentária.

A utilização da inteligência artificial nos cuidados de saúde e na medicina dentária está em plena expansão. Nos últimos anos, a medicina dentária tradicional transformou-se cada vez mais em medicina dentária digital devido à introdução de diferentes softwares aplicados a diferentes máquinas utilizadas no domínio médico[3] . A inteligência artificial (IA) tem vindo a impor-se nos cuidados de saúde públicos, uma vez que cada vez mais pessoas tentam efetuar um diagnóstico utilizando tecnologias que lhes permitem trabalhar mais rapidamente e com maior precisão, reduzindo os custos e o número de erros médicos[4] . O futuro baseia-se numa procura cada vez maior de inovação e desenvolvimento para alcançar uma elevada qualidade no tratamento dos doentes. O termo IA foi cunhado por John McCarthy[5] em 1989, referindo-se a máquinas que imitavam o comportamento e o conhecimento humanos. Esta capacidade foi enriquecida por sequências de algoritmos através do desenvolvimento e da melhoria do hardware. As aplicações de IA nos cuidados de saúde estão a tornar-se mais comuns para a automatização de certas tarefas, especialmente para diagnósticos destinados a apoiar as decisões dos médicos. A IA aplicada à enorme quantidade de dados produzidos pelas unidades de saúde permite enormes benefícios com uma variedade de possibilidades de contribuições, por exemplo, prevenção preditiva, mais direcionada e personalizada dos cuidados de saúde; deteção melhor e mais precisa dos sintomas; utilização automatizada dos resultados das análises (imagens, análises laboratoriais, etc.); formulação de planos de tratamento ou protocolos personalizados; e facilitação da coordenação das equipas de cuidados. A IA permite-nos assim entrar numa nova era de diagnóstico extremamente precoce, através da pesquisa e deteção de pré-sintomas ou predisposição para contrair uma determinada doença. O maior campo de aplicação da IA é certamente a radiologia, uma vez que utiliza imagens codificadas digitalmente que podem ser facilmente traduzidas para linguagem informática .[6]

A informática em medicina dentária é a aplicação do computador e da informação científica na melhoria da prática dentária. Neste contexto, existem sistemas de aplicação que permitem a recolha, o tratamento e a recuperação de dados e informações. Existem vários sistemas de aplicação no mercado com o objetivo de facilitar o trabalho do dentista. Algumas das principais funções do software dentário são a manutenção dos registos dos doentes e da família, os pedidos de indemnização dos seguros em papel e electrónicos, a marcação de consultas, o pré-bloqueio de consultas, etc. Assim, desempenha um papel fundamental na prática do dentista. Cada software varia em termos de função, conceção e desenvolvimento .[7] Assim, no diagnóstico por imagem, as vantagens da IA são e serão muito significativas, pois com a leitura automática das imagens os radiologistas poderão concentrar-se apenas na interpretação de patologias complexas e/ou orientar-se para a radiologia de intervenção[8] . No domínio da medicina dentária, foram realizados estudos pré-clínicos em modelos de diagnóstico para visualizar com precisão a morfologia das raízes[9] . A IA tem sido utilizada para melhorar a interpretação de imagens em radiologia dentária[10] . A colaboração entre o clínico e o engenheiro é essencial porque a experiência clínica permite encontrar pontos de referência anatómicos, enquanto a experiência do engenheiro permite utilizar o software da forma mais correta, gerindo o conjunto de informações .[11]

As aplicações da IA no domínio da medicina dentária podem variar consoante as necessidades, desde as emergências dentárias ao planeamento protético. A IA permite que as máquinas aprendam com a experiência, se adaptem a novos dados e executem tarefas de uma forma semelhante à humana[12] . Ao utilizar grandes quantidades de dados, incluindo resultados de diagnósticos, tratamentos e resultados, a IA poderá medir a eficácia de diferentes modalidades de tratamento associadas a sintomas e condições anatómicas específicas e melhorar a qualidade dos processos de normalização .[13]

No mundo em mudança da medicina dentária digital, o software dentário torna-se uma força crucial, desempenhando um papel fundamental na libertação do poder das tecnologias avançadas. À medida que a medicina dentária adota elementos como a inteligência artificial, a impressão 3D, a realidade virtual e aumentada, o design digital de sorrisos e a teledentistry, um software dentário robusto torna-se o elo essencial que reúne todas estas inovações sem problemas[14] . Com a crescente dependência de tecnologias como a impressão 3D para um fabrico preciso e a RV/RA para uma visualização realista, o software dentário torna-se o canal através do qual estas tecnologias são integradas na prática diária[15] . Não só aumenta a precisão do tratamento, como também reduz o tempo total de tratamento, contribuindo para melhorar os resultados dos pacientes. Além disso, no contexto da teledentistry, em que são facilitados os cuidados dentários à distância, o software dentário é essencial para a transmissão segura dos dados dos doentes e para facilitar a comunicação em tempo real entre os profissionais de medicina dentária e os doentes em áreas distantes ou mal servidas[16] . Isto responde aos desafios relacionados com o acesso aos cuidados de saúde oral e contribui para colmatar as lacunas nos serviços dentários.

Essencialmente, o software dentário não é apenas uma ferramenta de apoio, mas um elemento transformador que sustenta a eficiência, a precisão e o sucesso global da medicina dentária digital. O seu papel vai além da manutenção de registos, moldando ativamente a forma como os dentistas utilizam tecnologias inovadoras, melhorando, em última análise, a qualidade dos cuidados prestados aos pacientes e fazendo avançar o campo da medicina dentária para uma nova era de precisão e acessibilidade.

## CAPÍTULO 1

**Classificação:**

O software dentário é classificado como administrativo, clínico e para a Internet. Byschleyer[17] , irshner[18] e Zimmerman et al.[19] categorizaram as funções do software dentário para administração e gestão da documentação dos pacientes, arquivos electrónicos da documentação, telecomunicações, ensino assistido por computador, informatização de instrumentos e técnicas no consultório dentário, software de apoio à tomada de decisões clínicas. O software normalmente utilizado para fins clínicos é o de registos dentários electrónicos, desenhos dentários electrónicos, software de imagiologia dentária e software utilizado para diagnóstico e tratamento.

Esta categorização do software dentário é:

- Gestão da administração dentária
- Gestão dos registos dos médicos dentistas
- Horários dentários e programação dentária
- Gestão dos registos dentários dos pacientes
- Faturação dentária
- Processamento de imagens dentárias
- Diagnóstico dentário
- Software de planeamento de tratamentos dentários
- Ensino dentário assistido por computador
- Software para utilização de instrumentos dentários e outros
- técnicas utilizadas na prática dentária

CAPÍTULO 2

## SOFTWARE DE GESTÃO DE ADMINISTRAÇÃO DENTÁRIA:

O software de gestão administrativa dentária é um programa informático especializado concebido para ajudar os consultórios e clínicas dentárias a gerir eficazmente as tarefas e operações administrativas. Este software simplifica vários aspectos da gestão de consultórios dentários, incluindo a marcação de consultas, registos de pacientes, faturação, processamento de pedidos de seguro e outros processos administrativos. Por centralizando estas funções numa plataforma digital coesa, o software de gestão administrativa dentária tem como objetivo melhorar a organização geral, a eficiência e a eficácia das operações da clínica dentária .[20]

- **Foco:** Este tipo de software está orientado para a gestão dos aspectos administrativos e operacionais globais de um consultório dentário.
- **Caraterísticas:**
- Marcação de consultas: Ajuda a gerir eficazmente as marcações dos doentes.
- Faturação e cobrança: Simplifica o processo de faturação, incluindo o processamento de pedidos de indemnização de seguros.
- Gestão do pessoal: Ajuda a gerir os horários e as tarefas do pessoal.
- Relatórios financeiros: Fornece relatórios financeiros para a clínica.
- Operações de receção: Apoia as actividades da receção e as interações com os pacientes.
- Gestão do inventário: Ajuda na gestão do material dentário e do inventário.

- **Objetivo:** O principal objetivo é aumentar a eficiência das operações diárias da clínica.

Existem várias soluções de software de gestão administrativa dentária disponíveis, cada uma com as suas próprias caraterísticas e funcionalidades. Eis alguns exemplos:

1. Software Dentrix
2. Open Dental
3. Eaglesoft por petterson
4. Curve Dental
5. DentiMax
6. Prática-Web
7. ABELDent
8. DentiCon
9. Sinfonia Dentária
10. Dentais
11. Software dentário em nuvem MOGO
12. MaxiDent
13. Dentrix Ascend
14. Dentisoft
15. ACE Dental
16. Dentiflow
17. iDentalsoft

1. Dentrix:
- Caraterísticas:
- Agendamento de compromissos e lembretes.
- Registos dos pacientes e planeamento do tratamento.
- Faturação e processamento de pedidos de indemnização de seguros.
- Integração com ferramentas de imagiologia e diagnóstico.
- Relatórios e análises para a gestão de práticas.
- CUSTO : 500 dólares por mês de subscrição

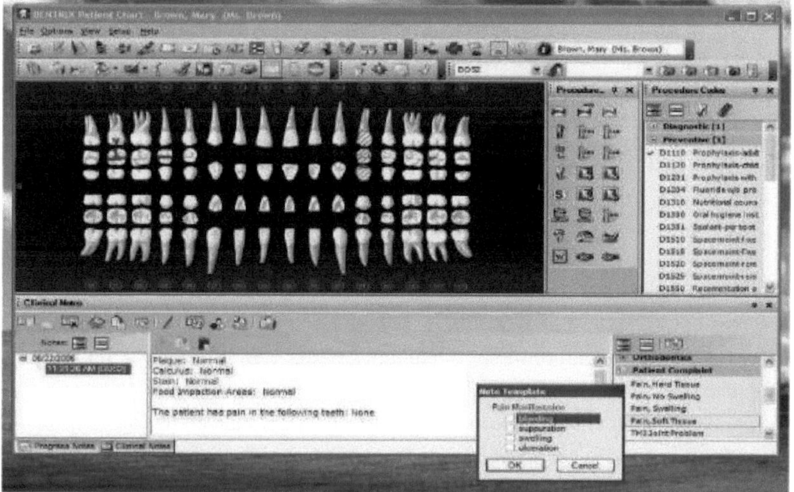

2. Open Dental:
- Caraterísticas:
- Gestão exaustiva do paciente com historial de saúde e planos de tratamento.
- Agendamento integrado e lembretes de compromissos.
- Faturação e processamento de pedidos de indemnização de seguros.
- Gestão de imagens e documentos.
- Relatórios personalizáveis para acompanhar o desempenho da prática.
- CUSTO : $100 por mês

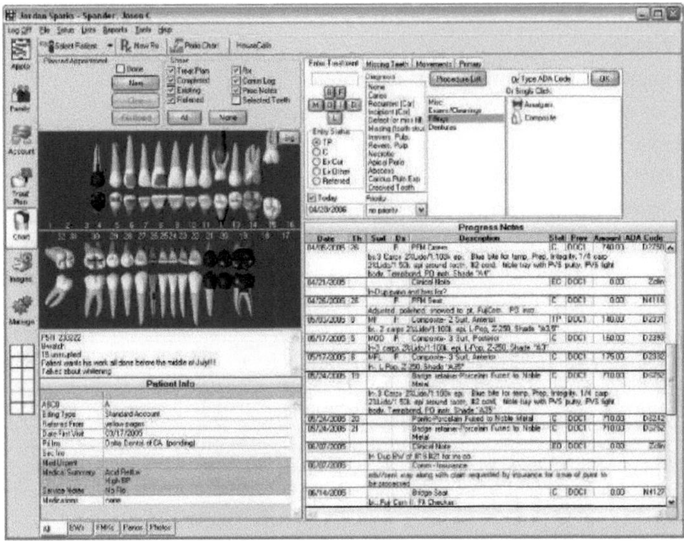

3. Eaglesoft de Patterson:

- Caraterísticas:

- Agendamento de compromissos e lembretes.
- Registos de pacientes e fichas clínicas.
- Ferramentas de planeamento do tratamento e de apresentação de casos.
- Gestão da faturação e dos pedidos de indemnização dos seguros.
- Integração com ferramentas de diagnóstico e de imagiologia digital.

- CUSTO : $200 por mês

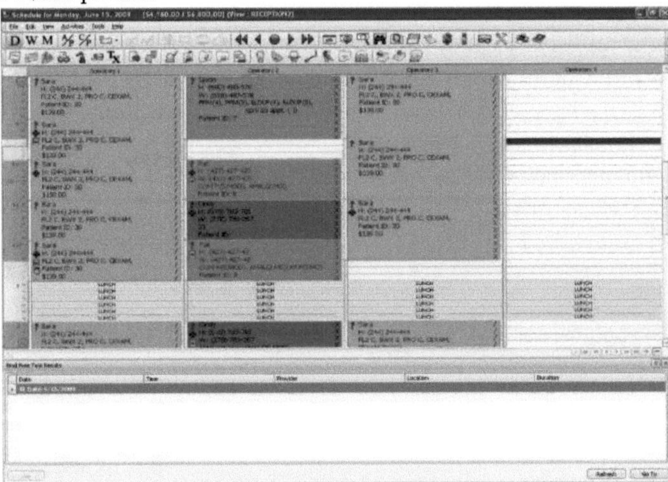

4. Curve Dental:

- Caraterísticas:

- Software dentário baseado na nuvem para fácil acesso e colaboração.

- Agendamento de compromissos e lembretes.
- Registos de pacientes com imagiologia integrada.
- Faturação e processamento de pedidos de indemnização de seguros.
- Relatórios e análises para obter informações sobre a prática.
- CUSTO : $500 por mês

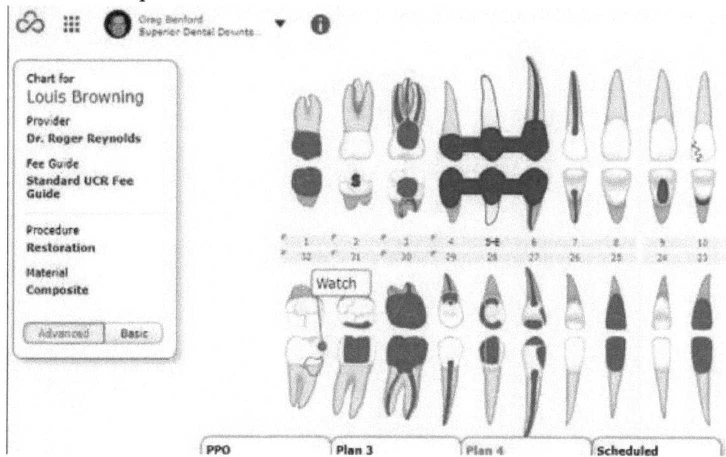


5. DentiMax:
- Caraterísticas:
- Ferramentas de marcação de consultas e de comunicação com os pacientes.
- Elaboração de fichas clínicas e planeamento de tratamentos.
- Faturação e processamento de pedidos de indemnização de seguros.
- Gestão de imagens e documentos.
- Elaboração de relatórios para análise financeira e operacional.
- CUSTO : $169 por mês

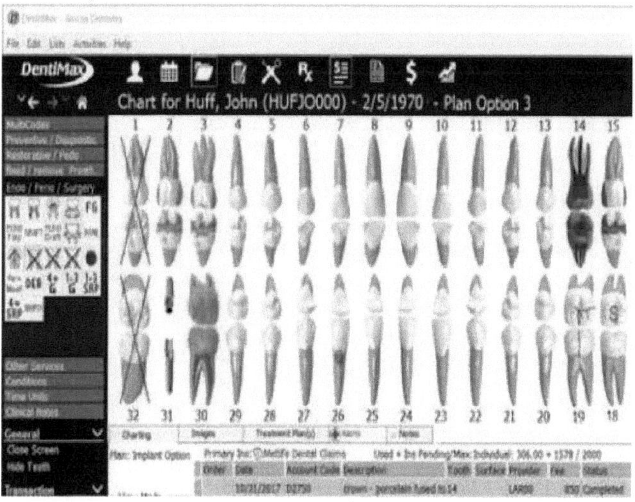

6. Practice-Web por Practice-Web Inc.:

- Caraterísticas:
- Agendamento de compromissos e lembretes.
- Registos dos pacientes com planeamento do tratamento.
- Faturação e processamento de pedidos de indemnização de seguros.
- Gestão integrada de imagens e documentos.
- Ferramentas de relatório para análise de práticas.
- CUSTO : $149 por mês

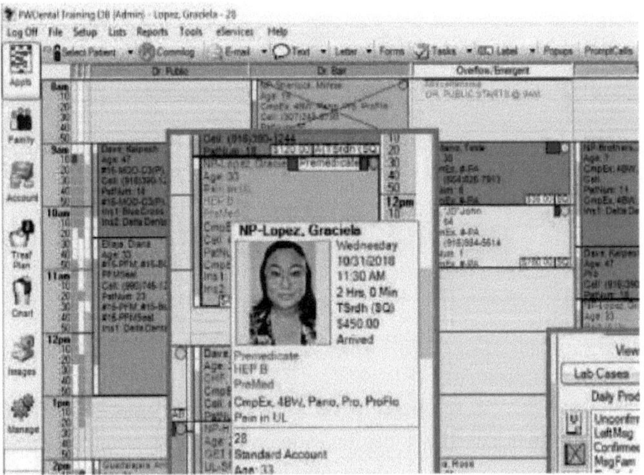


7. ABELDent:

- Caraterísticas:
- Agendamento de compromissos e lembretes.
- Registos dos pacientes e planeamento do tratamento.
- Gestão da faturação e dos pedidos de indemnização dos seguros.
- Integração com ferramentas de diagnóstico e imagiologia.
- Relatórios e análises financeiras.
- CUSTO : $10 por mês

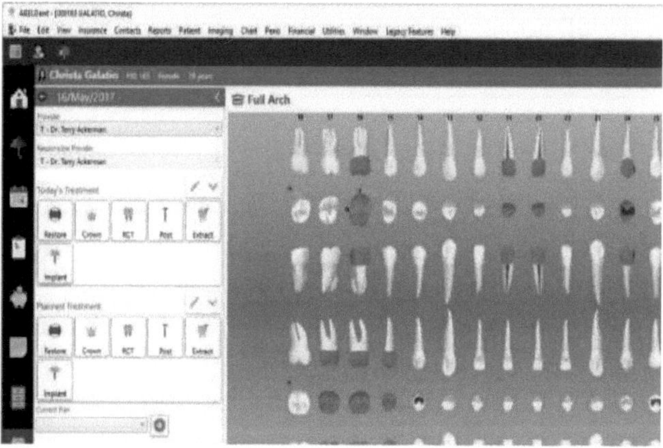


8. Denticon da Planet DDS:

- Caraterísticas:

- Software dentário baseado na nuvem para acessibilidade.
- Gestão global dos pacientes e elaboração de registos clínicos.
- Agendamento de compromissos e lembretes.
- Faturação e processamento de pedidos de indemnização de seguros.
- Ferramentas robustas de elaboração de relatórios e de análise.
- CUSTO : $280 por mês

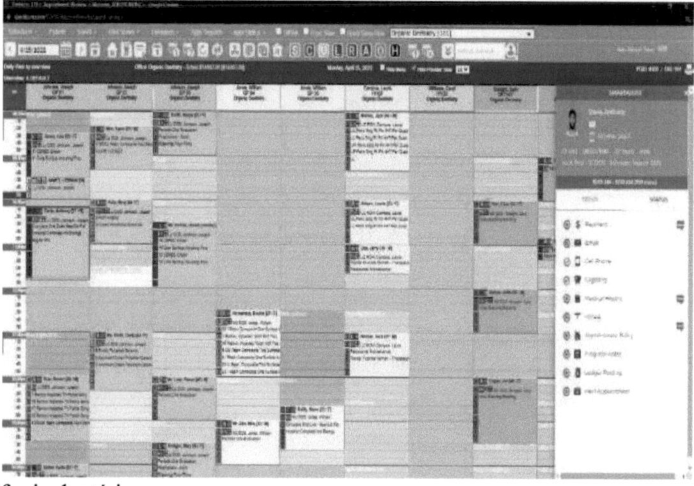

9. Sinfonia dentária:

- Caraterísticas:
- Gestão de doentes e registo clínico.
- **Agendamento de** compromissos e lembretes.
- Faturação e processamento de pedidos de indemnização de seguros.
- Integração com a imagiologia digital.
- Planos de tratamento personalizáveis.

- CUSTO: 69 USD por mês

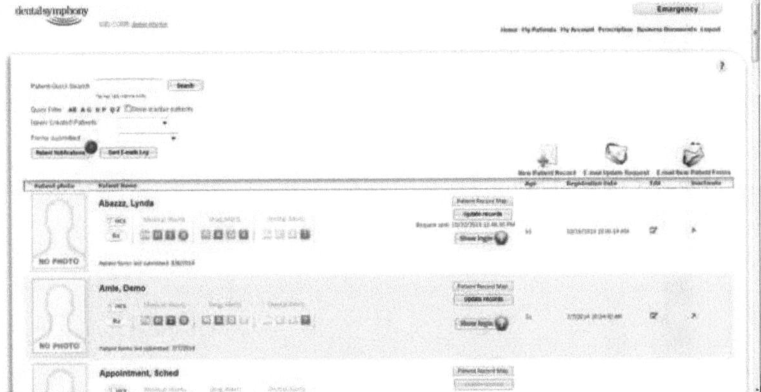


10. Dentista:

- Caraterísticas:
- Software dentário baseado na nuvem para flexibilidade e acessibilidade.
- Gestão de doentes com planeamento de tratamento.
- Agendamento de compromissos e lembretes integrados.
- Faturação e processamento de pedidos de indemnização de seguros.
- Relatórios e **análises** para obter informações sobre a prática.
- CUSTO: $169 por mês

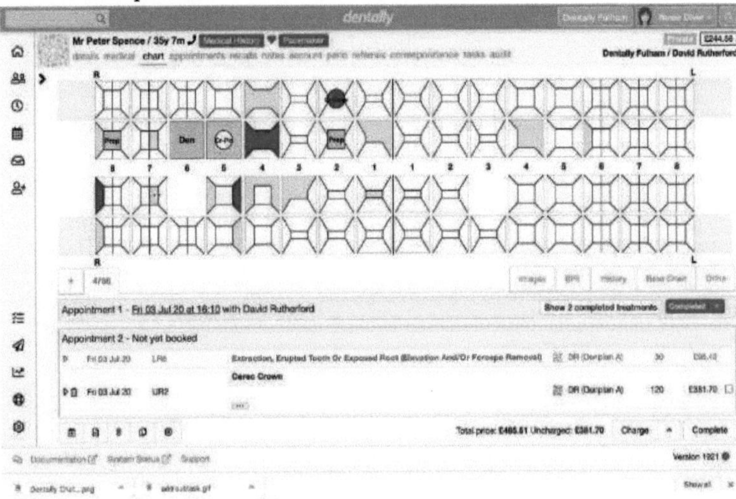


11. Software dentário em nuvem MOGO:

- Caraterísticas:
- Registos de pacientes **com** fichas clínicas.
- Ferramentas **de marcação** de consultas e de comunicação.
- Gestão da faturação e dos pedidos de indemnização dos seguros.

- Integração com a imagiologia digital.
- Relatórios personalizáveis para análise financeira.
- CUSTO : $250 por mês

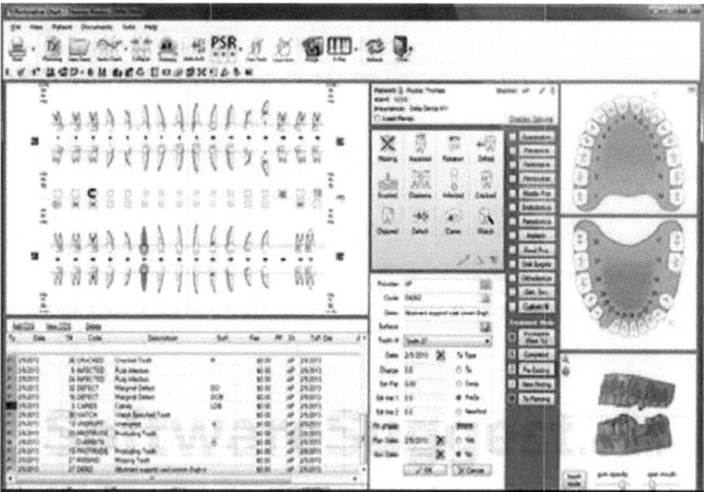

- Caraterísticas:
- Gestão de doentes e registo clínico.
- Ferramentas de marcação de consultas e de comunicação.
- Faturação e processamento de pedidos de indemnização de seguros.
- Gestão de imagens e documentos.
- Relatórios personalizáveis para análise da prática.
- CUSTO : $199.95 por mês

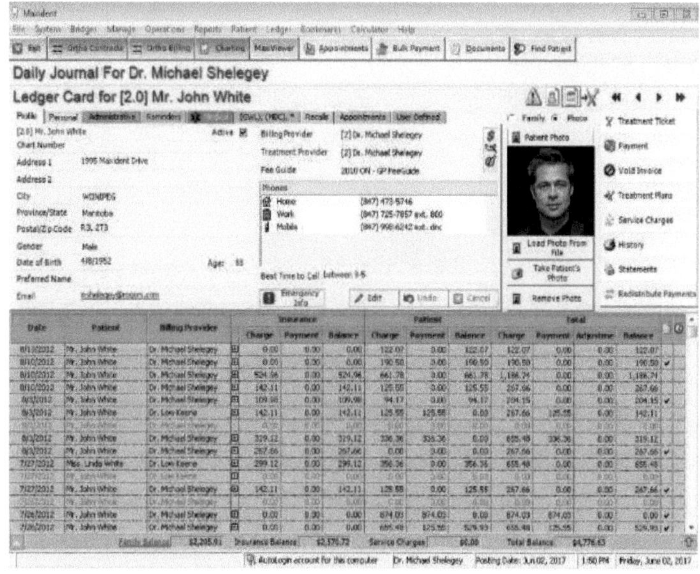

- Caraterísticas:
- Software dentário baseado na nuvem para acessibilidade.
- Gestão de doentes com imagiologia integrada.
- Ferramentas de marcação de consultas e de comunicação.
- Faturação e processamento de pedidos de indemnização de seguros.
- Relatórios e análises para obter informações sobre a prática.
- CUSTO : $500 por mês

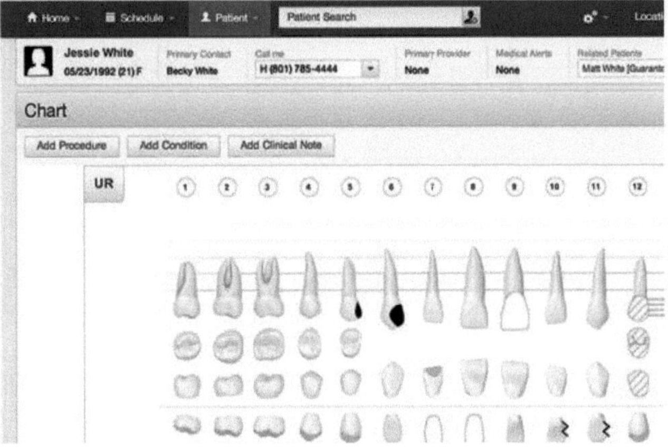


- Caraterísticas:
- Gestão de doentes e registo clínico.
- Ferramentas de programação e comunicação.
- Faturação e processamento de pedidos de indemnização de seguros.
- Ferramentas integradas de imagiologia e diagnóstico.
- Relatórios para obter informações financeiras e operacionais.
- CUSTO : $249 por mês

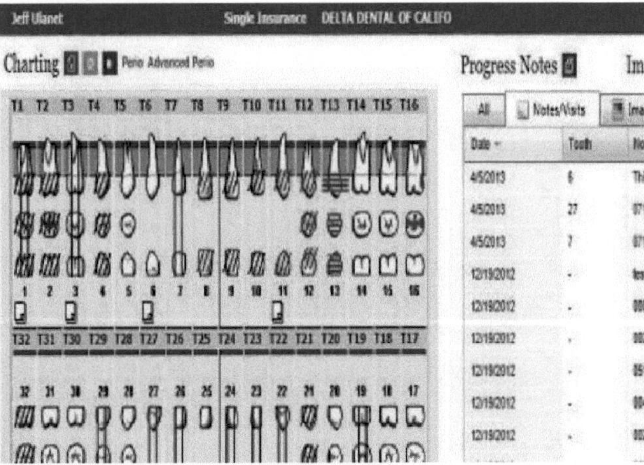


- Caraterísticas:

- Registos de pacientes e fichas clínicas.
- Ferramentas de marcação de consultas e de comunicação.
- Faturação e processamento de pedidos de indemnização de seguros.
- Gestão de imagens e documentos.
- Relatórios personalizáveis para análise financeira.
- CUSTO : $499 por mês

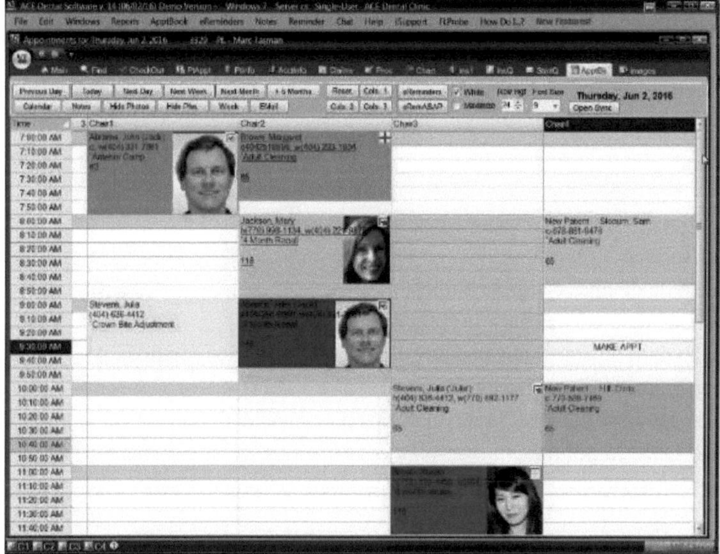


- Caraterísticas:
- Software dentário baseado na nuvem para acessibilidade.
- Gestão de doentes com planeamento de tratamento.
- Agendamento de compromissos e lembretes.
- Faturação e processamento de pedidos de indemnização de seguros.
- Relatórios e análises para obter informações sobre a prática.
- CUSTO : $ 49 por mês

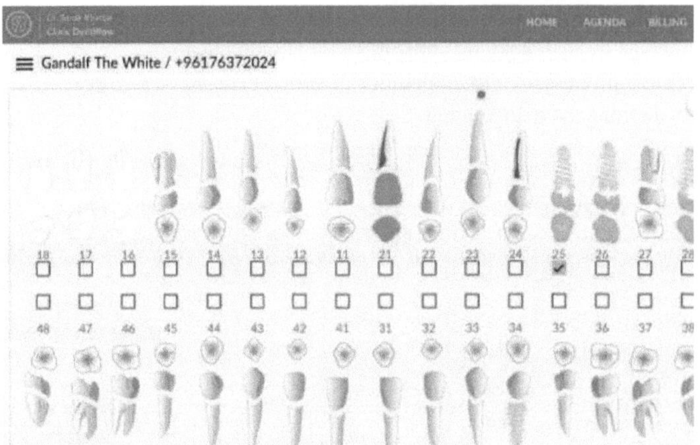


- Caraterísticas:
- Gestão de doentes e registo clínico.
- Agendamento e lembretes de compromissos.
- Gestão da faturação e dos pedidos de indemnização dos seguros.
- Integração com a imagiologia digital.
- Ferramentas de elaboração de relatórios para análise financeira e operacional.
- CUSTO :$395 por mês

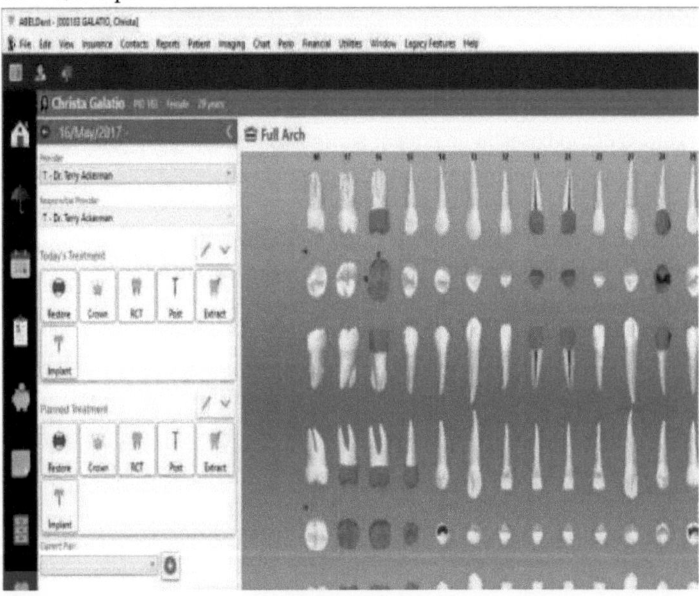


Em conclusão, o domínio do software de gestão administrativa dentária é rico e diversificado, oferecendo muitas soluções para simplificar e melhorar as operações dos consultórios dentários. Os exemplos fornecidos apresentam um conjunto abrangente de funcionalidades, desde a gestão de pacientes e a marcação de consultas até à faturação, ao processamento de pedidos de indemnização de seguros e a integrações avançadas com ferramentas de imagiologia e diagnóstico.

Quer se trate de plataformas baseadas na nuvem para flexibilidade, funcionalidades orientadas para a IA ou relatórios personalizáveis para uma análise aprofundada da prática, estas soluções de software desempenham um papel vital na otimização da eficiência e dos cuidados aos pacientes. A escolha do software depende das necessidades e preferências únicas de cada clínica dentária, tendo em conta factores como a facilidade de utilização, a escalabilidade e as capacidades de integração.

À medida que a medicina dentária digital continua a progredir, estas opções de software de gestão administrativa dentária permanecem na vanguarda, servindo como ferramentas indispensáveis para promover um ambiente contínuo e tecnologicamente avançado para os profissionais de medicina dentária. Em última análise, o panorama diversificado do software dentário permite que os consultórios escolham soluções adaptadas aos seus fluxos de trabalho específicos, contribuindo para melhorar os resultados dos pacientes e o sucesso geral das operações dentárias.

## CAPÍTULO 3

### GESTÃO DOS REGISTOS DOS MÉDICOS DENTISTAS:

O software de gestão de médicos dentistas é um software utilizado com mais frequência em clínicas dentárias ou em hospitais, onde trabalha mais do que um médico dentista ou um médico. O software de gestão de registos dos médicos dentistas é sobretudo utilizado pela administração e ajuda os utilizadores a gerir eficazmente os registos dos médicos[21] . Existem muitos projectos de software de gestão de médicos dentistas disponíveis no mercado.

- **Foco:** Este tipo de software foi especificamente concebido para gerir e organizar registos de pacientes e informações clínicas.
- **Caraterísticas:**
- Registos de saúde electrónicos (EHR): Digitaliza e organiza os registos de saúde dos pacientes.
- Planeamento do tratamento: Ajuda a planear e a documentar os tratamentos dos doentes.
- Mapeamento periodontal: Suporta o registo e a monitorização das condições periodontais.
- Integração de imagiologia: Permite a integração com sistemas de imagiologia dentária para radiografias e outras imagens de diagnóstico.
- Notas clínicas: Facilita a documentação de observações e procedimentos clínicos.

- **Objetivo:** O principal objetivo é centralizar e racionalizar a gestão dos registos de saúde dos doentes e dos dados clínicos.

Existem várias soluções de software de gestão de registos dos médicos dentistas disponíveis, cada um com as suas próprias caraterísticas e funcionalidades. Eis alguns exemplos:

1. ADSTRA System, Inc. - A prática tornou-se perfeita:

- Visão geral: A ADSTRA oferece um software de gestão de clínicas dentárias abrangente, concebido para tornar mais eficientes os vários aspectos da administração de clínicas dentárias.
- Caraterísticas:
- Marcação de consultas
- Gestão dos registos dos doentes
- Faturação e processamento de pedidos de indemnização de seguros
- Planeamento do tratamento
- Integração de imagens
- Relatórios e análises

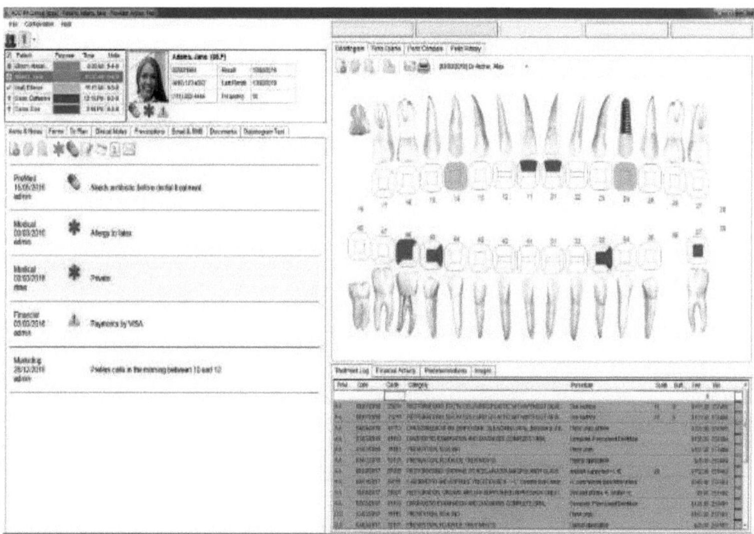

2. AlphaDent - Sistema de gestão periodontal AlphaDent:

- Visão geral: A AlphaDent é especializada na gestão periodontal, concentrando-se em ferramentas e funcionalidades para ajudar os dentistas no tratamento e gestão das condições periodontais.
- Caraterísticas:
- Registo periodontal
- Monitorização da saúde das gengivas
- Planeamento do tratamento para procedimentos periodontais
- Integração com funcionalidades de gestão de clínicas gerais

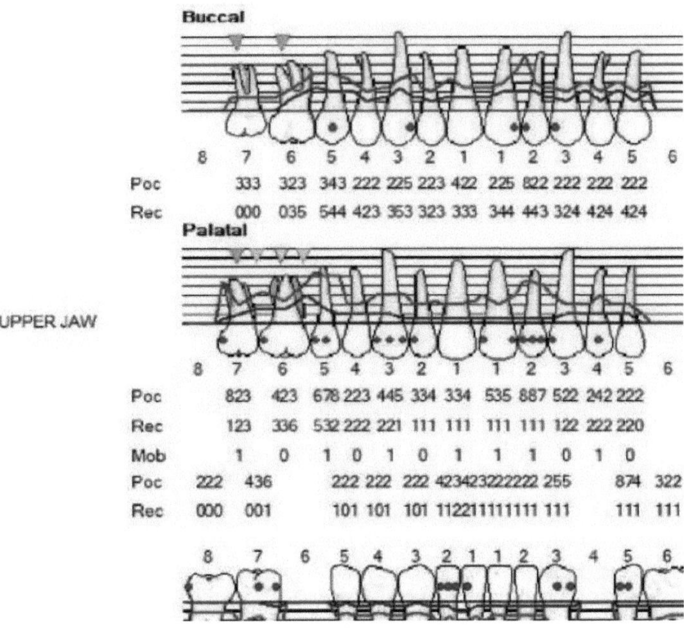


3. AlphaDent - Sistema de gestão de clínicas AlphaDent:

- Visão geral: Este é o sistema de gestão de clínica geral da AlphaDent, que fornece ferramentas para a administração geral da clínica.
- Caraterísticas:
- Marcação de consultas
- Gestão dos registos dos doentes
- Planeamento do tratamento
- Integração de imagens
- Faturação e processamento de seguros

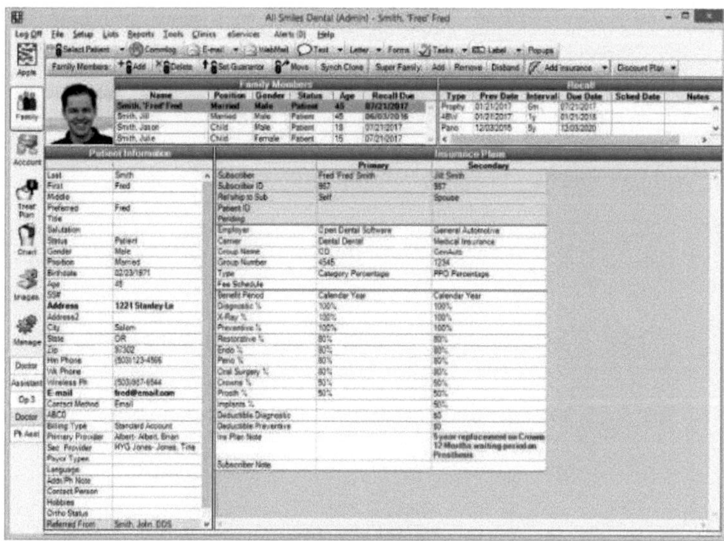

4. AltaPoint Data System, LLC - AltaPoint Dental:

- Visão geral: O AltaPoint Dental foi concebido para simplificar as operações dos consultórios dentários, oferecendo funcionalidades para a gestão do front-office e do back-office.
- Caraterísticas:
- Marcação de consultas
- Registos e histórico do paciente
- Gestão da faturação e dos seguros
- Integração de imagens
- Relatórios e análises

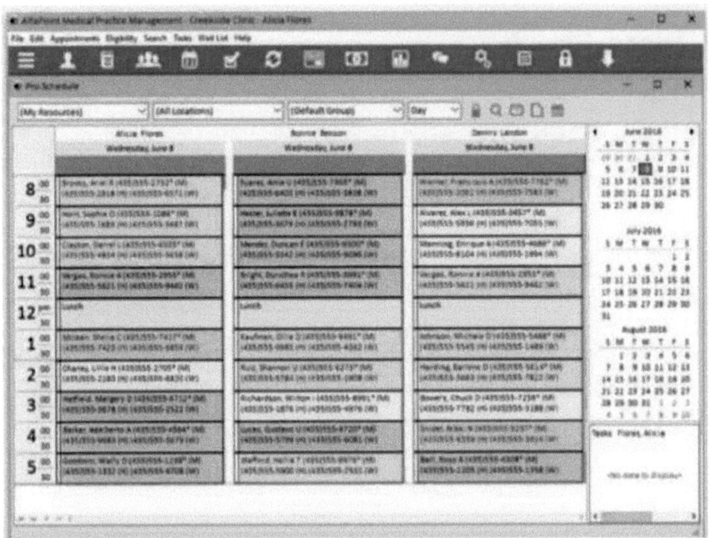

- Visão Geral: O sistema de Registos Médicos Electrónicos (E.M.R) da AltaPoint Dental foca-se na digitalização e organização dos registos de saúde dos pacientes, assegurando um acesso eficiente à informação médica.
- Caraterísticas:
- Registos de saúde digitais
- Historial do doente e informações médicas
- Integração com funcionalidades de gestão de clínicas **gerais**

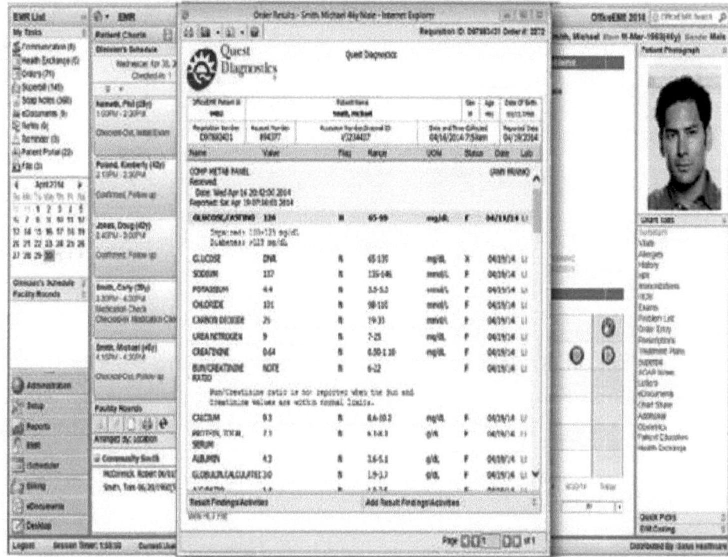


Visão geral: O Camsight Dental Management fornece um conjunto de ferramentas para clínicas dentárias, abrangendo vários aspectos administrativos e clínicos.

- Caraterísticas:
- Marcação de consultas
- Registos e histórico do paciente
- Faturação e processamento de pedidos de indemnização de seguros
- Integração de imagens
- Relatórios e análises

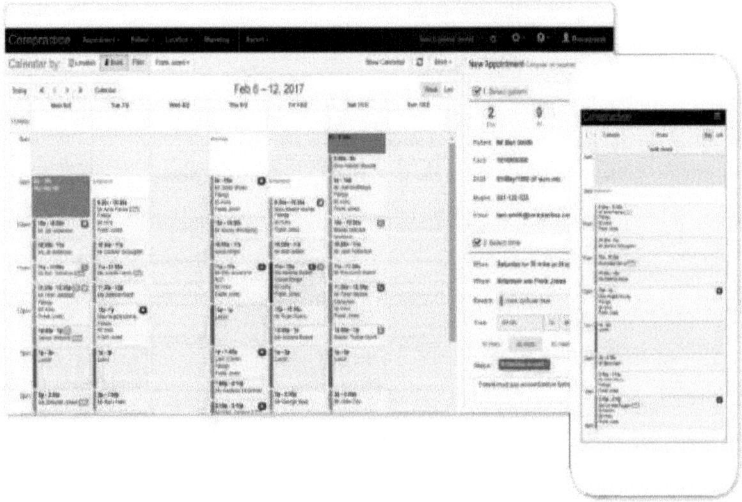


7. Damar Software - OmegaPrax Dental:

- Descrição geral: O OmegaPrax Dental da Damar Software é uma solução abrangente de gestão de clínicas, concebida para simplificar várias tarefas administrativas.
- Caraterísticas:
- Marcação de consultas
- Gestão dos registos dos doentes
- Faturação e processamento de seguros
- Planeamento do tratamento
- Integração de imagens
- Relatórios e análises

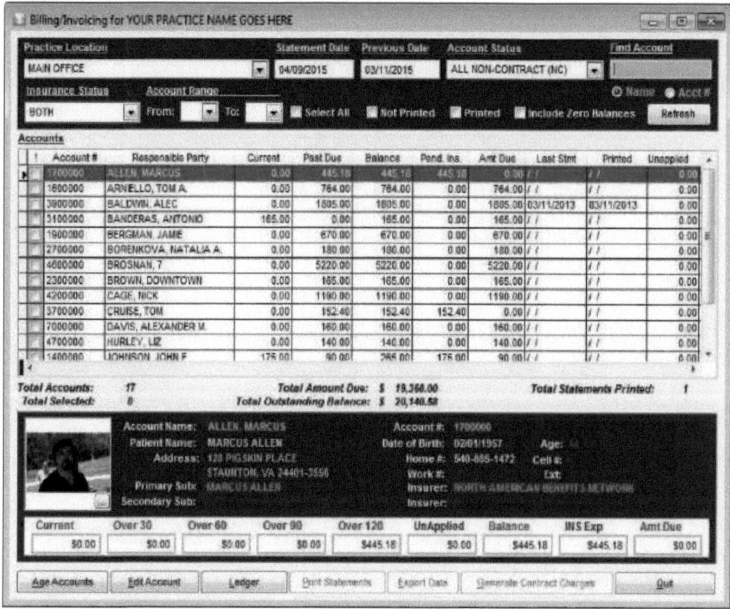


8. KODAK Dental Systems - KODAK PRACTICEWORKS Gerenciamento de práticas

Software:

- Agendamento de consultas:Ferramentas eficientes para agendar consultas de pacientes.
- Gestão de registos de doentes: Sistema abrangente de manutenção de registos de doentes.

-Faturação e gestão financeira: inclui funcionalidades para faturação e gestão de transacções financeiras.

-Planeamento do tratamento: Ferramentas para planear e documentar os tratamentos dos doentes.

- Integração de imagiologia: Integração com soluções de imagiologia para uma gestão eficiente das imagens dentárias.

Ajuda a armazenar e aceder a imagens de diagnóstico sem problemas.

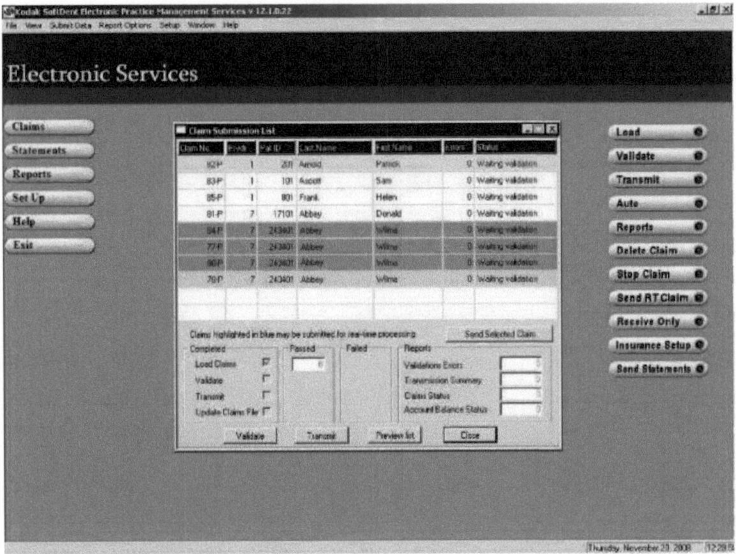


9. KODAK Dental Systems Software de gestão de consultórios KODAK SOFTDENT:

-Gestão versátil de consultórios: Concebido tanto para a medicina dentária geral como para várias especialidades dentárias.

-Agendamento e registos de doentes:Funcionalidades de agendamento robustas para gerir as marcações

-Faturação e relatórios:Funcionalidades de faturação inclusivas para gerir transacções financeiras.

-Foco na especialidade: Fornece caraterísticas especializadas para diferentes especialidades dentárias.

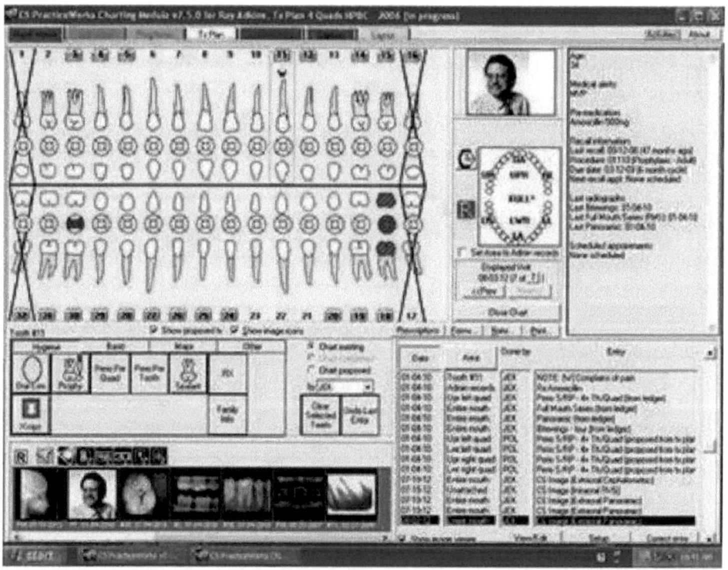

10. KODAK Dental Systems/Practiceworks, Inc. - PracticeWorks Office:

-Gestão abrangente de práticas: Um conjunto alargado de ferramentas oferecido pela Practiceworks, Inc.

-Funcionalidade melhorada: Pode oferecer funcionalidades e integrações melhoradas para além da gestão básica da prática.

-Melhoria da eficiência: Tem por objetivo melhorar a eficiência global na gestão dos consultórios dentários.

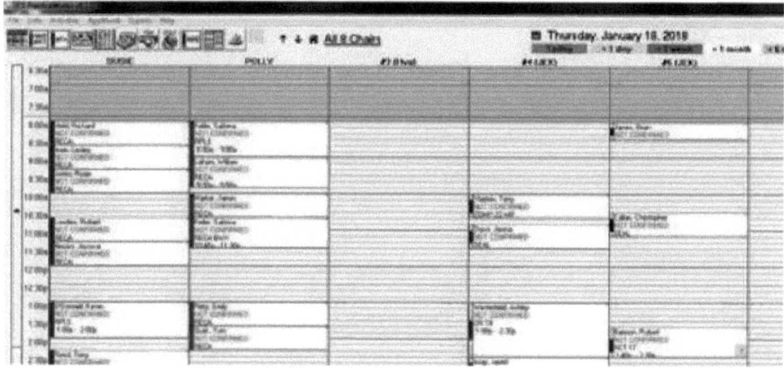

Em conclusão, o software de gestão de registos dos médicos dentistas desempenha um papel fundamental nas clínicas dentárias e nos hospitais, organizando eficazmente os registos dos pacientes e as informações clínicas. Estas soluções de software, exemplificadas por vários fornecedores como a ADSTRA System, Inc., a AlphaDent, a AltaPoint Data System, LLC, a CamSight, a Damar Software e a KODAK Dental Systems, oferecem uma gama de funcionalidades que vão desde a marcação de consultas à faturação e à integração de imagens. O principal objetivo destes sistemas é centralizar e simplificar a gestão dos registos de saúde dos pacientes, promovendo a eficiência das tarefas administrativas e administrativas. Uma vez que o mercado oferece diversas soluções que respondem a necessidades específicas, os profissionais de medicina dentária podem escolher entre software de gestão de clínicas abrangentes e sistemas especializados centrados nas condições periodontais ou nos registos médicos electrónicos. Em última análise, estas ferramentas contribuem para uma maior funcionalidade, uma maior eficiência e uma gestão globalmente eficaz dos consultórios dentários.

## CAPÍTULO 4

**SOFTWARE DE GESTÃO DE HORÁRIOS DENTÁRIOS :**

O software de gestão de horários dentários foi concebido para distribuir as obrigações do dentista de forma a que não se perca tempo desnecessariamente, tanto do dentista como do profissional. Uma reprogramação é, por conseguinte, indispensável para satisfazer as necessidades da empresa .[22]

Foco:-

- Este software foi concebido para otimizar e simplificar a marcação e a gestão de consultas nos consultórios dentários.

Caraterísticas:

- Agendamento eficiente de consultas: Ferramentas de fácil utilização para a marcação de consultas de pacientes com parâmetros personalizáveis. Lembretes automáticos para pacientes e médicos para reduzir as faltas de comparência.
- Actualizações em tempo real: Fornece actualizações em tempo real sobre alterações, cancelamentos ou novas marcações. E permite ajustes rápidos ao horário com base em informações em tempo real.
- Gestão da informação do paciente: Base de dados centralizada para armazenar e gerir as informações dos pacientes. Acesso rápido aos registos relevantes do paciente durante o processo de agendamento.
- Integração de faturação: Integração com sistemas de faturação para processos de pagamento simplificados relacionados com marcações e gestão eficiente das informações de faturação no software de marcação de consultas.
- Relatórios e análises: Ferramentas de relatórios para analisar tendências de agendamento, horas de ponta e dados relacionados com marcações.
- Personalização e flexibilidade: Funcionalidades personalizáveis para se adaptarem aos fluxos de trabalho e preferências únicos dos diferentes consultórios dentários. Flexibilidade nos protocolos de agendamento para acomodar as várias necessidades dos profissionais e dos pacientes.

Objetivo:

- O principal objetivo é melhorar a eficiência operacional da marcação de consultas nos consultórios dentários.
- Melhore a satisfação dos pacientes minimizando os tempos de espera, optimizando a marcação de consultas e fornecendo canais de comunicação convenientes.
- Otimizar a utilização dos recursos, incluindo o tempo do profissional e o espaço do escritório, para maximizar a produtividade.
- Tomar decisões com base em dados, tirando partido das ferramentas de análise e de elaboração de relatórios para melhorar continuamente os processos de programação.

Existem várias soluções de software de gestão de agendas dentárias disponíveis, cada uma com as suas próprias caraterísticas e funcionalidades. Eis alguns exemplos:

Apenas cobrado quando um novo paciente marca uma consulta

Descrição geral: plataforma abrangente de agendamento de cuidados de saúde e de informação dos doentes

- O maior mercado de pacientes
- Disponibilidade em tempo real
- Programação em linha
- Botão Reservar online
- Verificação das informações do paciente
- Verificação de seguro
- Perfis e análises de médicos
- Lembretes de marcação de consultas
- Check-ins sem papel
- Marcações virtuais
- Admissão de doentes em linha

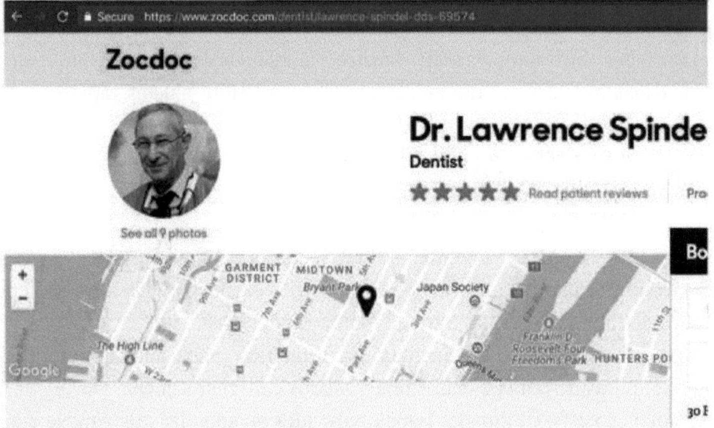


Visão geral: Agendamento versátil com ampla integração de gestão de práticas

- Verificação de seguro
- Integração de sítios Web e redes sociais
- Confirmações e lembretes automatizados
- Suporte a vários locais
- Relatórios e análises
- Marca personalizada
- Atrair novos pacientes
- Disponibilidade de reservas 24/7
- Integração com sistemas de gestão de práticas
- Visualização **personalizável** do horário Programação em tempo real
- Acessível a partir de várias plataformas

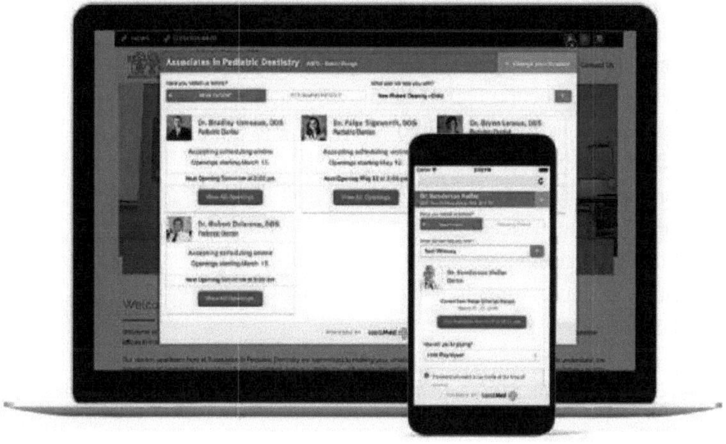

111. PickTime

Descrição geral: Marcação de consultas multifuncional com gestão de clientes.

- Marcação de consultas
- Reservas online 24X7
- Gerir clientes
- Vários locais
- Gestão de equipas
- Aceitar pagamentos e faturação
- Widget de reservas e formulários
- Vales e descontos
- Lembretes
- Relatórios
- Comentários

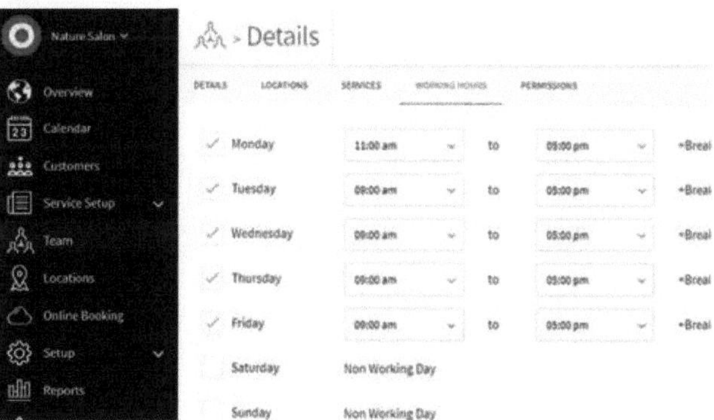


Descrição geral: Agendamento avançado com disponibilidade em tempo real e personalização.

- Widget do sítio Web de reservas online
- Tecnologia SmartFill
- Algoritmo de programação ponderada
- Disponibilidade em tempo real
- Processamento de cartões de crédito
- Opções de personalização
- Formulários Web inteligentes
- Comunicações com os doentes
- E-mails de divulgação
- Formulários de consentimento personalizados
- Integrações telefónicas
- Mensagens de texto bidireccionais
- Captura instantânea de fotografias
- Comentários de pacientes
- Analítica
- Integração Open Dental e Practice-Web

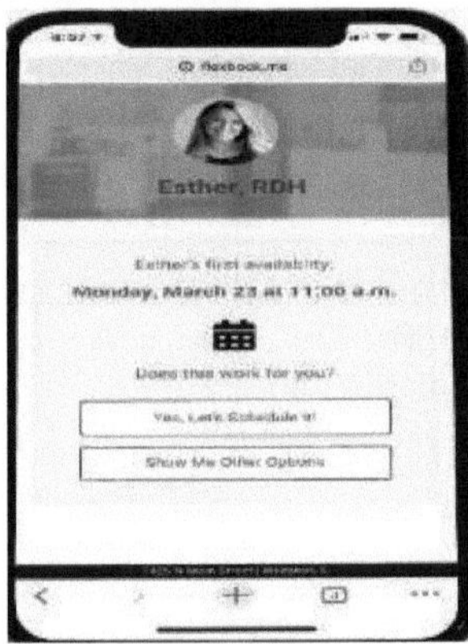


Visão geral: Reservas eficientes com lembretes e análises automáticas.

- Reserva online
- Lembretes de marcação de consultas
- Mensagens de texto bidireccionais
- Formulários em linha
- Processamento de pagamentos
- Comentários online
- Recolhas
- Reagendamento automatizado para não comparências e cancelamentos
- Campanhas de correio eletrónico e mensagens de texto
- Analítica
- Integrações com sistemas de gestão de clínicas

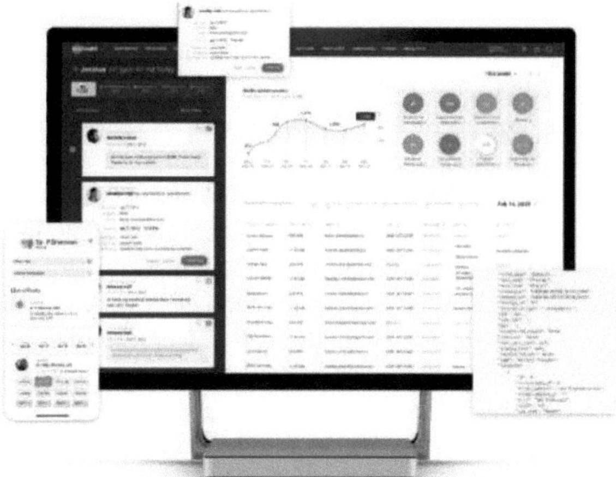

Visão geral: Solução de agendamento compatível, personalizável e escalável.

- Calendários múltiplos do pessoal
- Mensagens de **texto** e de correio eletrónico automáticas
- Recolher e armazenar informações sobre os clientes
- Lista de espera automatizada
- Sincronização de calendário bidirecional
- Calculadora de tempo de viagem
- Personalizar o fluxo das selecções de agendamento
- Caraterísticas escaláveis
- Conformidade **com** HIPAA, conformidade com GDPR, conformidade com AICPA/SOC2

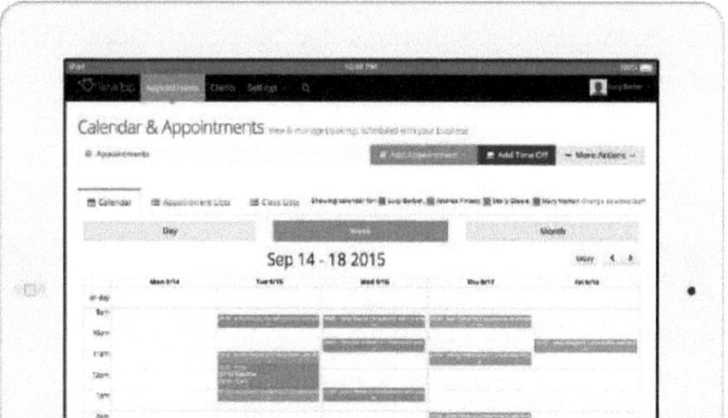


Estas soluções de software contribuem coletivamente para alcançar os objectivos globais de

aumentando a eficiência da clínica dentária, melhorando a satisfação dos pacientes e facilitando a tomada de decisões informadas através de caraterísticas avançadas de agendamento e funcionalidades robustas.

CAPÍTULO 5

## SOFTWARE DENTÁRIO DE GESTÃO DE REGISTOS DE PACIENTES:

O software dentário de gestão dos registos dos pacientes é utilizado pelo dentista para organizar os registos dos pacientes no seu consultório. O software informático de gestão de doentes é utilizado para recolher, gerir, guardar e recuperar informações médicas sobre os doentes e para criar relatórios para os doentes. Os computadores na medicina dentária foram inicialmente utilizados para registar arquivos dentários como alternativa à documentação dentária em papel. Mais tarde, o termo "documentação dentária baseada em computador" foi substituído pelo termo registo eletrónico do doente (EPR), uma vez que este último descreve melhor o método e o ambiente em que o registo do doente está a ser gerido[23] . Em 1991, um relatório oficial do Instituto de Medicina das Academias Nacionais em Washington, EUA, apresentou definições sobre as funções que devem ser implementadas num sistema informatizado de documentação de saúde. A Associação Dentária Americana (ADA) criou as especificações número 1000 e número 1004(7) relativas à estrutura e ao conteúdo do registo de saúde eletrónico. Os dados médicos incluem dados de identificação e de contacto, data da próxima visita, número de visitas anteriores, dados anamnésticos, clínicos e paraclínicos, tratamento aplicado e dados sobre os resultados do tratamento. O Patient Records Management Dental Software é o software dentário mais frequentemente utilizado.

Foi proposto um software de gestão de registos de pacientes dentários baseado na Web. Os registos baseados na Web guardam as informações relativas aos pacientes num servidor Web central, em vez de as guardarem no computador do consultório dentário.

Eis mais alguns exemplos de soluções de software dentário especializadas na gestão de registos de pacientes. Alguns dos softwares têm funcionalidades adicionais, incluindo **a gestão** da administração dentária e a gestão dos registos dos médicos dentistas. Por conseguinte, não estamos a repetir exemplos do mesmo software mencionado nesses títulos específicos.

1. DentalWriter:

- Especialização: O DentalWriter foi concebido para atender especificamente à documentação dos pacientes, à apresentação de casos e ao planeamento de tratamentos em consultórios dentários. O seu objetivo é garantir uma gestão completa e eficiente das informações relacionadas com os pacientes.
- Integração: O software está equipado com a capacidade de se integrar perfeitamente com vários sistemas de gestão de práticas. Esta integração melhora o processo global de gestão de registos, permitindo fluxos de trabalho mais fluidos e uma melhor coordenação dos dados dos pacientes.

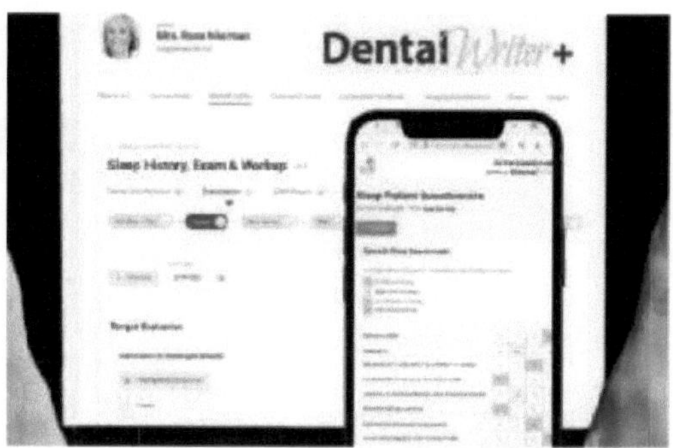


2. Dentech Q:

- Gestão de consultórios dentários: Dentech Q é um software completo de gestão de consultórios dentários com ênfase específica nos registos dos pacientes. Foi concebido para simplificar as tarefas administrativas associadas à gestão da informação dos pacientes nos consultórios dentários.
- Caraterísticas: O software oferece uma gama de funcionalidades, **incluindo** registos de saúde electrónicos (EHR), integração de imagens e planeamento de tratamentos. Estas funcionalidades contribuem para uma abordagem holística na gestão e organização dos dados dos pacientes no consultório dentário.

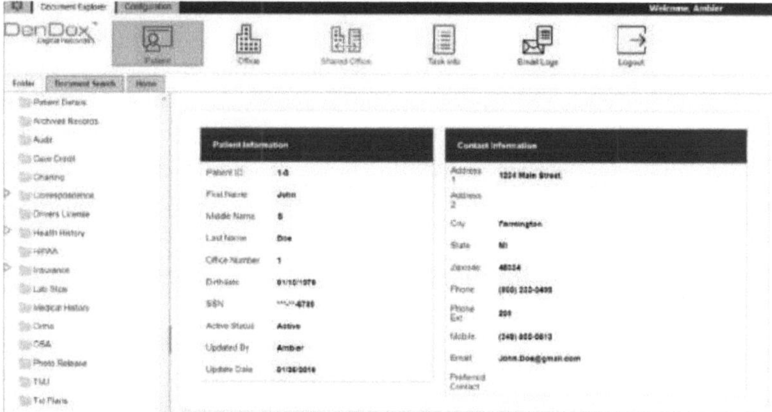


3. Owandy Radiology - Software de imagiologia dentária:

- Foco principal: **Embora** o Owandy Radiology seja essencialmente um software de imagiologia, desempenha um papel crucial na **melhoria dos** registos dos pacientes através de imagens de diagnóstico. As suas capacidades de integração com sistemas de gestão de clínicas garantem uma abordagem coesa para manter dados abrangentes dos pacientes.
- Integração com a Gestão de Clínicas: Ao integrar-se perfeitamente com os sistemas de gestão de clínicas, a Owandy Radiology enriquece os registos dos pacientes com imagens de diagnóstico de alta qualidade. Esta integração não só ajuda no diagnóstico**, como** também contribui para um historial mais completo do paciente.

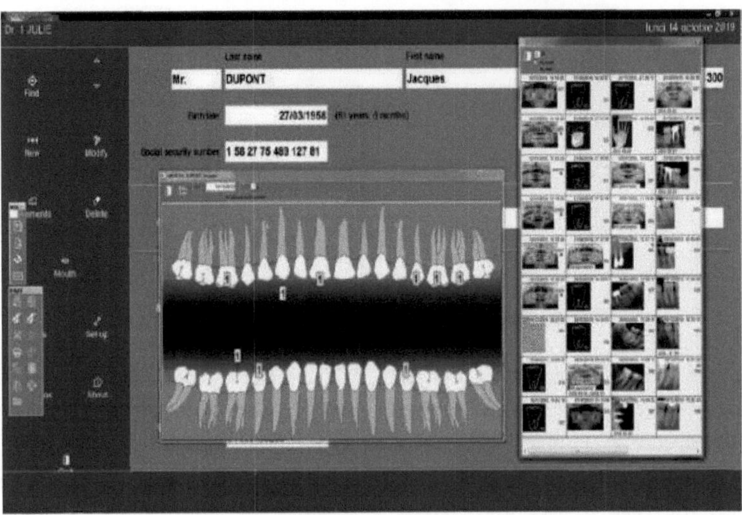


4. YAPI - Software dentário sem papel:

- Foco num ambiente sem papel: A YAPI dedica-se à criação de um ambiente sem papel nos consultórios dentários, o que inclui uma ênfase na gestão eficaz dos registos dos pacientes. Esta abordagem está alinhada com a tendência moderna de reduzir a dependência de papelada física e fazer a transição para registos digitais.
- Caraterísticas principais: O YAPI oferece formulários electrónicos para uma recolha de dados eficiente, ferramentas de comunicação com o paciente para interações simplificadas e notas clínicas integradas para uma manutenção de registos abrangente. Estas funcionalidades contribuem coletivamente para o objetivo do software de facilitar um sistema de gestão de registos de pacientes eficiente e sem falhas.

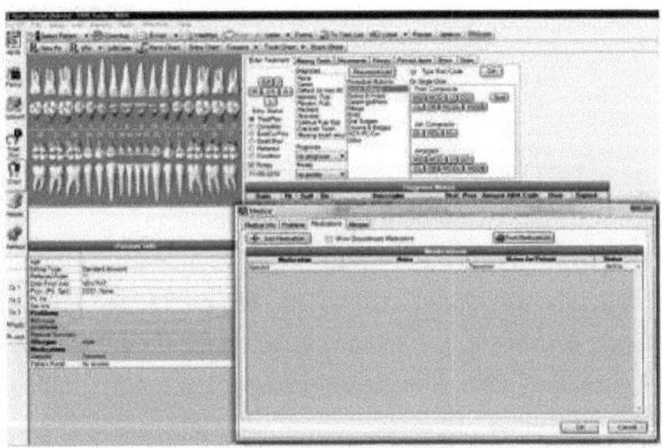

Em suma, cada uma destas soluções de software dentário apresenta caraterísticas e especializações únicas. Quer se concentrem na documentação, na integração de imagens ou na criação de um ambiente sem papel, estas ferramentas desempenham um papel vital na melhoria da gestão dos registos dos pacientes nos consultórios dentários.

## CAPÍTULO 6

**SOFTWARE DE PROCESSAMENTO DE IMAGENS DENTÁRIAS:**

O software de processamento de imagens dentárias, ou software de imagiologia, define o software utilizado para criar, processar, visualizar e armazenar imagens rentgenográficas dentárias (raios X), intra e extra-orais. Geralmente, o software de imagiologia dentária está incluído no pacote de produtos dos dispositivos rentgenográficos dentários ou pode ser adquirido separadamente. O software de processamento de imagens dentárias desempenha um papel fundamental no domínio da medicina dentária, facilitando a aquisição, o melhoramento, o armazenamento e a análise de imagens de diagnóstico. Este software foi concebido para satisfazer os requisitos específicos dos profissionais de medicina dentária, garantindo fluxos de trabalho eficientes e diagnósticos exactos. Eis uma visão geral do foco, das caraterísticas e dos objectivos associados ao software de processamento de imagens dentárias:

- Âmbito: O principal objetivo do software de processamento de imagens dentárias é simplificar todo o processo de captura, processamento e gestão de imagens de diagnóstico em consultórios dentários.

- Assegura a obtenção de imagens de alta qualidade para diagnósticos precisos, planeamento de tratamentos e educação dos doentes.

- Caraterísticas:

i. Aquisição e otimização de imagens: Captura e melhora imagens dentárias, tais como intra-orais, extra-orais e digitalização 3D. Fornece ferramentas para ajustar o contraste, o brilho e a nitidez para melhorar a precisão do diagnóstico.

ii. Integração de imagiologia: Integra-se perfeitamente com outro software dentário, como sistemas de gestão de clínicas e registos de saúde electrónicos (EHR).

iii. Imagiologia 3D: Permite um exame detalhado das estruturas dentárias para um melhor planeamento do tratamento, especialmente para procedimentos complexos.

iv. Ferramentas de diagnóstico: Fornece ferramentas para medições, anotações e análise de imagens dentárias. Facilita a identificação de condições dentárias, anomalias e necessidades de tratamento.

v. Armazenamento e recuperação: Oferece soluções de armazenamento seguras para gerir grandes volumes de imagens dentárias. E permite uma fácil recuperação e acesso a dados históricos de imagiologia para referência e comparação.

vi. Interoperabilidade: Assegura a compatibilidade com vários dispositivos e formatos de imagiologia. Suporta normas de comunicação como DICOM (Digital Imaging and Communications in Medicine) para interoperabilidade com outros sistemas médicos.

vii. Educação do paciente: Incorpora funcionalidades para a educação do paciente através da representação visual de imagens de diagnóstico. Melhora a comunicação entre os médicos dentistas e os pacientes, explicando os planos de tratamento com recursos visuais.

- Objectivos:

i. Melhorar a precisão do diagnóstico: O software tem como objetivo melhorar a precisão do diagnóstico, fornecendo imagens detalhadas e de alta qualidade que ajudam os dentistas a identificar e analisar problemas de saúde oral.

ii. Simplificar os fluxos de trabalho: Ao integrar-se perfeitamente com outro software e sistemas dentários, o objetivo é simplificar os fluxos de trabalho de imagiologia, tornando eficiente para os profissionais a captura, o processamento e a gestão de imagens.

iii. Melhorar o planeamento do tratamento: As capacidades de imagiologia 3D e as ferramentas de diagnóstico contribuem para um melhor planeamento do tratamento, especialmente para procedimentos dentários complexos.

iv. Melhorar a comunicação com o paciente: O software tem como objetivo facilitar a comunicação eficaz com os pacientes através da utilização de auxílios visuais derivados de imagens de diagnóstico, assegurando uma melhor compreensão do seu estado de saúde oral.

Exemplos de **software** de processamento de imagiologia dentária:

i. Radiologia XDR - Imagiologia XDR:

- Visão geral: O XDR Imaging da XDR Radiology é um software de processamento de imagens dentárias especializado, concebido para radiografias intra-orais. Centra-se no fornecimento de funcionalidades avançadas para a captura, processamento e análise de imagens intra-orais de alta qualidade.
- Radiografias intra-orais: O software está optimizado para o manuseamento de radiografias intra-orais, incluindo bitewing, periapicais e vistas oclusais normalmente utilizadas em medicina dentária geral.
- Melhoria da imagem: O XDR Imaging inclui ferramentas para melhorar as imagens intra-orais, permitindo que **os profissionais** ajustem os parâmetros para melhorar a nitidez e a precisão do diagnóstico.
- Ferramentas de diagnóstico: O software oferece ferramentas de diagnóstico específicas adaptadas às radiografias intra-orais, ajudando os profissionais na análise pormenorizada dos dentes e das estruturas circundantes.
- Integração: O XDR Imaging pode integrar-se perfeitamente com vários sistemas de gestão de clínicas, proporcionando um ambiente coeso para a gestão de imagens intra-orais e registos de pacientes.

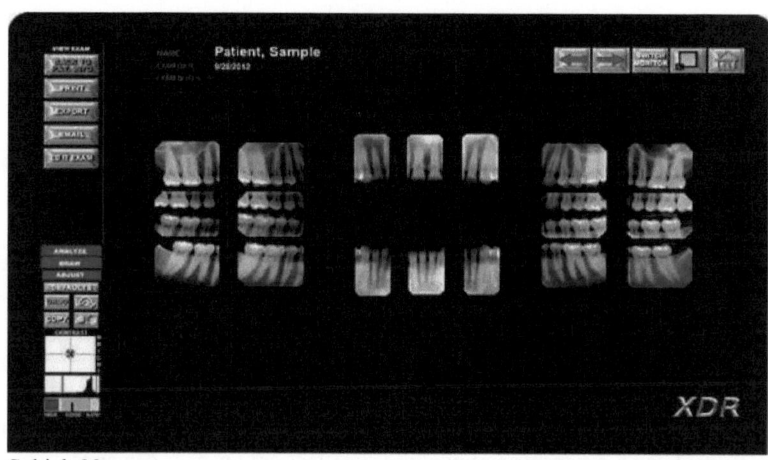


ii. Schick 33:

- Visão geral: O Schick 33 é um software especializado em imagiologia dentária que se concentra em fornecer ferramentas de diagnóstico e uma integração perfeita com sistemas de gestão de clínicas
- Ferramentas de diagnóstico: O software está equipado com ferramentas de diagnóstico avançadas que ajudam na análise de imagens dentárias, permitindo que os profissionais façam avaliações exactas das condições de saúde oral.
- *Caraterísticas de medição:* O software inclui ferramentas de medição linear para avaliação exacta das distâncias em imagens dentárias.
- Integração: O Schick 33 integra-se na perfeição com a gestão da clínica assegurando um fluxo de trabalho sem problemas através da correlação das imagens de diagnóstico com os registos dos doentes. Esta integração melhora a gestão global dos registos e acessibilidade.

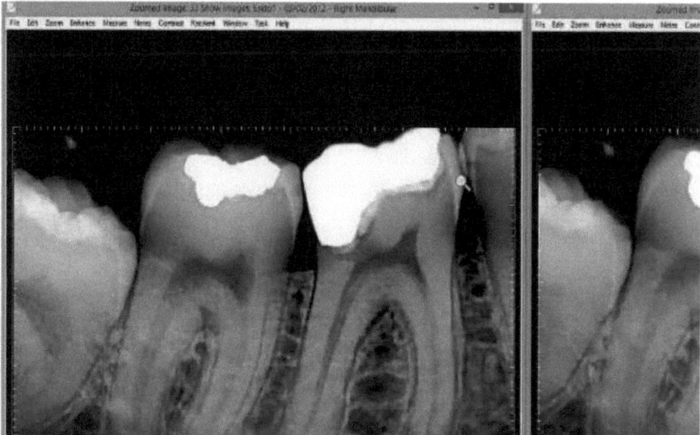

Alguns exemplos enfatizam a especialização no manuseamento de imagens panorâmicas (OPG), tornando-o uma ferramenta valiosa para práticas dentárias que utilizam frequentemente radiografias panorâmicas para diagnóstico e tomada de decisões de tratamento.

3. Sidexis da Dentsply Sirona:

- Visão geral: O Sidexis é um software de imagiologia dentária abrangente desenvolvido pela Dentsply Sirona. Foi concebido para lidar com vários tipos de imagiologia dentária, incluindo imagiologia panorâmica (OPG).
- Imagens panorâmicas: O Sidexis está equipado com recursos especificamente adaptados para imagens panorâmicas, normalmente usadas para capturar imagens de toda a arcada dentária e estruturas adjacentes.
- Melhoria da imagem: O software fornece ferramentas para melhorar e ajustar imagens panorâmicas para garantir uma qualidade de diagnóstico óptima.
- *Recursos de medição:* O Sidexis inclui ferramentas de medição linear para avaliar o comprimento ou a distância entre pontos específicos em imagens dentárias.
- Ferramentas de diagnóstico: O Sidexis inclui ferramentas de diagnóstico que são particularmente úteis para analisar imagens panorâmicas, auxiliando os dentistas em diagnósticos abrangentes e no planeamento do tratamento.

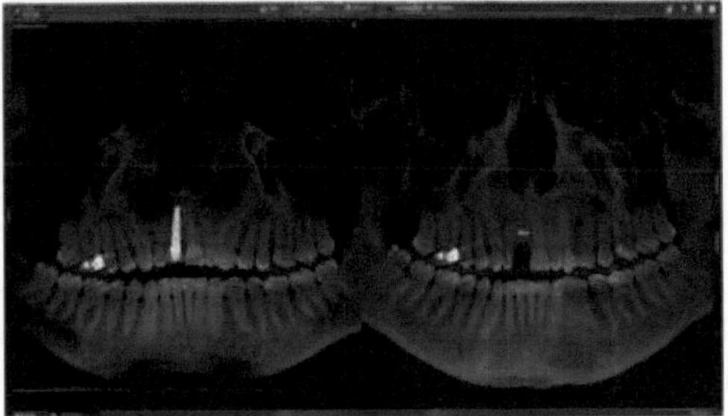

4. **Romexis da Planmeca:**

- *Visão geral:* O Romexis é um software de imagiologia versátil da Planmeca, conhecido pela sua compatibilidade com várias modalidades de imagiologia. Ele inclui recursos dedicados à geração de imagens panorâmicas (OPG).
- *Imagens Panorâmicas:* Romexis oferece ferramentas especializadas para aquisição, processamento e análise de imagens panorâmicas. Ele suporta técnicas de imagem panorâmica padrão e avançadas.
- *Integração 3D:* Além da imagem panorâmica, o Romexis se integra perfeitamente aos dispositivos de imagem 3D da Planmeca, fornecendo uma solução abrangente de imagem para práticas odontológicas.
- *Capacidades de diagnóstico:* O software inclui funcionalidades de diagnóstico que melhoram a análise de imagens panorâmicas, apoiando os profissionais na tomada de decisões clínicas informadas.

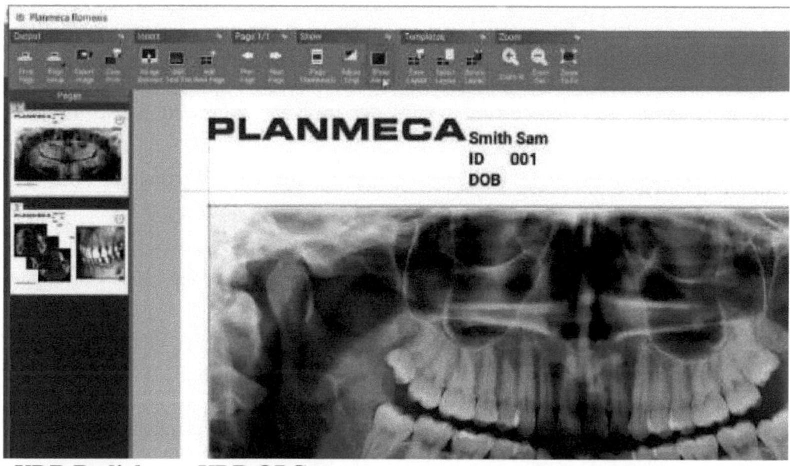


5. **XDR Radiology - XDR OPG:**

- *Visão geral:* O XDR OPG é um componente das soluções de imagiologia da XDR Radiology, especificamente concebido para captar e processar imagens panorâmicas.
- *Aquisição de imagens panorâmicas:* Adaptado para imagens panorâmicas, o XDR OPG assegura a aquisição e o processamento de imagens de alta qualidade para fins de diagnóstico.
- *Ferramentas de melhoramento:* O software inclui ferramentas para permitindo aos profissionais ajustar as definições para uma nitidez óptima nas imagens panorâmicas.
- *Integração:* **O XDR** OPG integra-se perfeitamente com o conjunto de soluções **de** imagiologia da XDR Radiology, proporcionando uma plataforma unificada para a gestão de imagens panorâmicas e registos de pacientes.

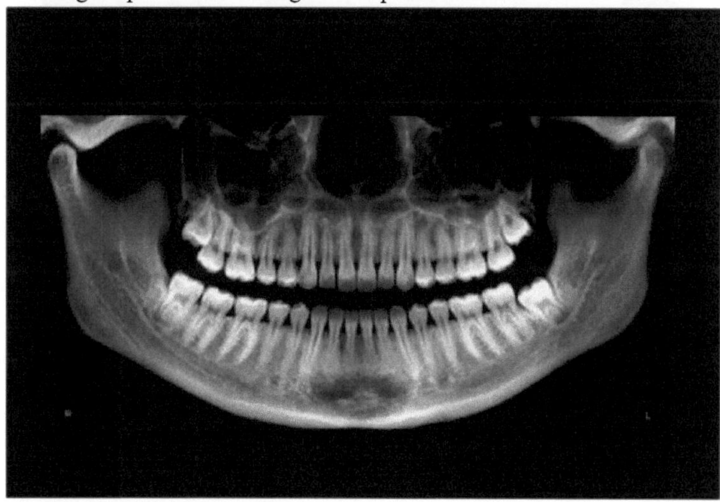

Eis alguns exemplos de imagens 3D

iii. DEXIS Imaging Suite:

- Descrição geral: O DEXIS Imaging Suite é um software de imagiologia dentária abrangente, concebido para cobrir uma série de necessidades de imagiologia em consultórios dentários. Oferece funcionalidades robustas para a aquisição, melhoria e criação de imagens 3D.
- Aquisição de imagens: O software facilita a aquisição de imagens intra-orais e extra-orais de alta qualidade, garantindo clareza e precisão nos diagnósticos.
- Ferramentas de melhoramento: O DEXIS oferece ferramentas para melhorar as imagens capturadas, permitindo aos profissionais de medicina dentária ajustar o contraste, o brilho e a nitidez para uma melhor visualização.
- Imagiologia 3D: O DEXIS Imaging Suite inclui capacidades de imagiologia 3D, permitindo aos profissionais adquirir imagens tridimensionais para uma análise aprofundada e um melhor planeamento do tratamento.

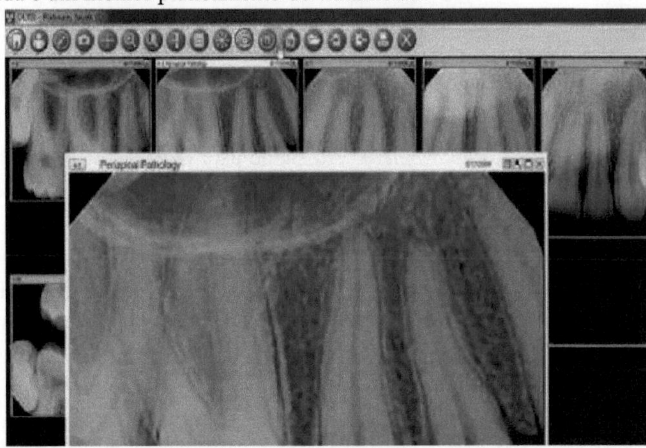

iv. Software de imagiologia dentária da Carestream:

- Visão geral: O software de geração de imagens odontológicas Carestream é uma solução abrangente que oferece ferramentas avançadas de diagnóstico e interoperabilidade com vários dispositivos de geração de imagens.
- Ferramentas de diagnóstico: O software fornece um conjunto de ferramentas de diagnóstico avançadas, permitindo que os médicos dentistas analisem as imagens com precisão. Isto inclui funcionalidades para medições, anotações e análises pormenorizadas.
- Interoperabilidade: A Carestream garante a compatibilidade com uma variedade de dispositivos de geração de imagens, permitindo que os profissionais trabalhem com diferentes modalidades. Ele suporta padrões do setor, como DICOM, facilitando a interoperabilidade com outros sistemas médicos.

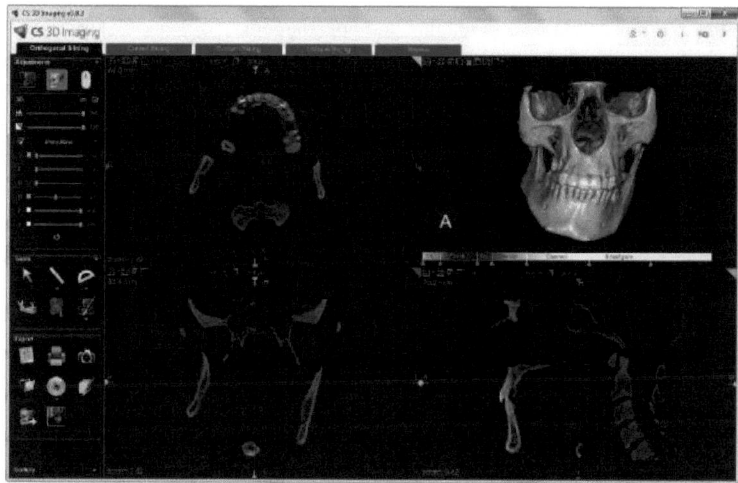

v. Planmeca Romexis:

- Visão geral: O Planmeca Romexis é um software de imagiologia dentária rico em funcionalidades que se concentra em fornecer soluções de imagiologia abrangentes, capacidades 3D, ferramentas de diagnóstico e soluções de armazenamento eficientes.
- Imagiologia 3D: O software inclui capacidades avançadas de imagiologia 3D, permitindo um exame detalhado das estruturas dentárias para um planeamento e análise precisos do tratamento.
- Ferramentas de diagnóstico: O Planmeca Romexis oferece uma gama de ferramentas de diagnóstico para melhorar a análise de imagens, apoiando os profissionais na tomada de decisões informadas sobre os cuidados com o paciente.
- Armazenamento eficiente: O software foi concebido para um armazenamento eficiente de imagens, garantindo um acesso rápido e seguro a dados históricos de imagiologia para referência e comparação.

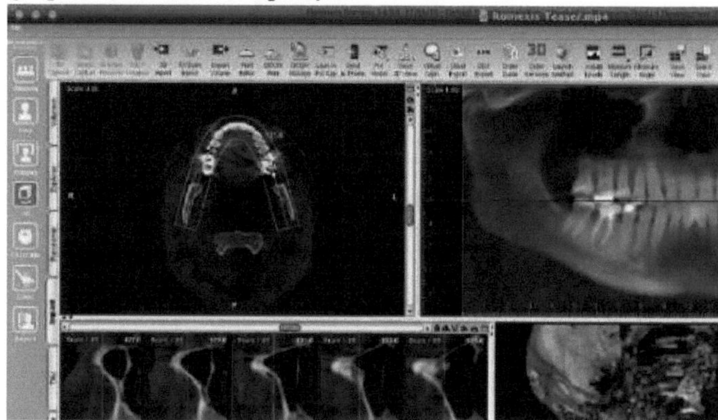

vi. Gendex VixWin Platinum:

- Aquisição de imagens: O software facilita a aquisição de imagens de alta qualidade, garantindo clareza no diagnóstico por imagem.

- *Recursos de medição:* O GxPicture fornece medições lineares para avaliar distâncias e comprimentos em imagens dentárias.
- Ferramentas de aprimoramento: O Gendex VixWin Platinum inclui ferramentas para melhorar as imagens, permitindo que os profissionais ajustem os parâmetros para uma melhor visualização.
- Compatibilidade DICOM: O software é compatível com as normas DICOM, promovendo a interoperabilidade com outros dispositivos e sistemas compatíveis com DICOM.

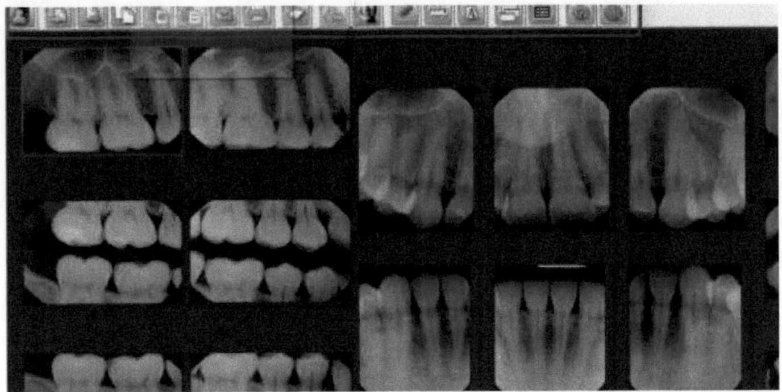

Em resumo, cada uma destas soluções de software de processamento de imagens dentárias apresenta caraterísticas únicas, satisfazendo as diversas necessidades dos profissionais de medicina dentária. Desde capacidades de imagiologia 3D e ferramentas de diagnóstico até à integração perfeita e soluções de armazenamento eficientes, estas opções de software desempenham um papel crucial no avanço das capacidades de diagnóstico nos consultórios dentários.

CAPÍTULO 7

## SOFTWARE DE AJUDA AO DIAGNÓSTICO DENTÁRIO:

O software de ajuda ao diagnóstico dentário desempenha um papel crucial na assistência aos profissionais de medicina dentária nos processos de diagnóstico e planeamento do tratamento. Estas ferramentas utilizam tecnologias avançadas para ajudar na interpretação de dados clínicos, melhorar a precisão do diagnóstico e simplificar os fluxos de trabalho. Eis alguns exemplos de software de apoio ao diagnóstico dentário :[24]

c) Software de imagiologia dentária: ferramentas de medição

As ferramentas de medição de imagens dentárias são componentes essenciais do software de imagiologia utilizado em medicina dentária. Estas ferramentas permitem aos profissionais de medicina dentária medir com precisão vários aspectos das estruturas dentárias, ajudando no diagnóstico, no planeamento do tratamento e na monitorização dos resultados dos pacientes. Aqui estão alguns exemplos de ferramentas de medição de imagens dentárias:

i. **Medições lineares:**

• *Objetivo:* As medições lineares são utilizadas para avaliar o comprimento, a largura e a altura das estruturas dentárias, como os dentes ou o osso.

• *Exemplo:* No software de imagiologia, os profissionais podem utilizar ferramentas de medição para determinar o comprimento de um dente ou a distância entre pontos anatómicos específicos. A maior parte dos programas informáticos de processamento de imagens e outros programas informáticos dentários incluem ferramentas de medição como o Planmeca
Romexis, Gendex VixWin Platinum, Carestream Dental Imaging
Software, etc.

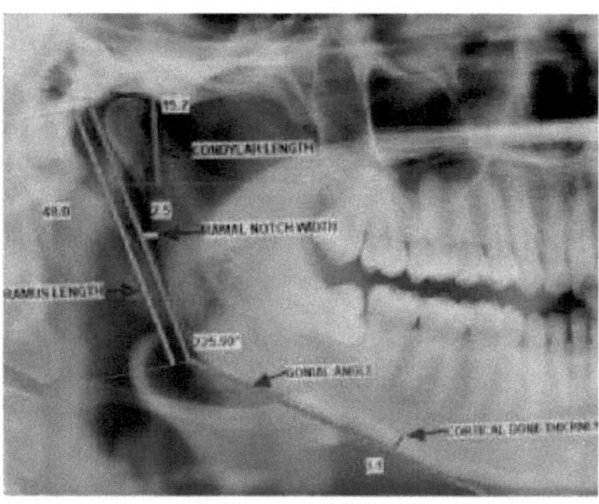


ii. **Medidas de área:**

• *Objetivo:* As medições de área ajudam a quantificar o tamanho de regiões específicas, tais como a área de superfície de lesões ou as dimensões de materiais de restauração.

- *Exemplo:* Os profissionais podem utilizar ferramentas de medição de áreas para avaliar o tamanho de uma cavidade ou a extensão de uma restauração dentária e até mesmo para medir a perda óssea em periodontia.

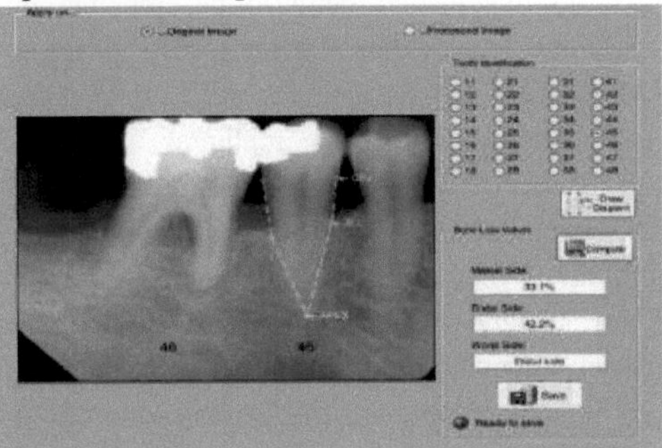

iii. **Medidas de ângulo:**

- *Objetivo:* As medições dos ângulos são cruciais para avaliar a orientação e o alinhamento das estruturas dentárias, ajudando no planeamento do tratamento ortodôntico.
- *Exemplo:* Os ortodontistas podem utilizar ferramentas de medição de ângulos para avaliar a angulação dos dentes ou a inclinação das raízes.

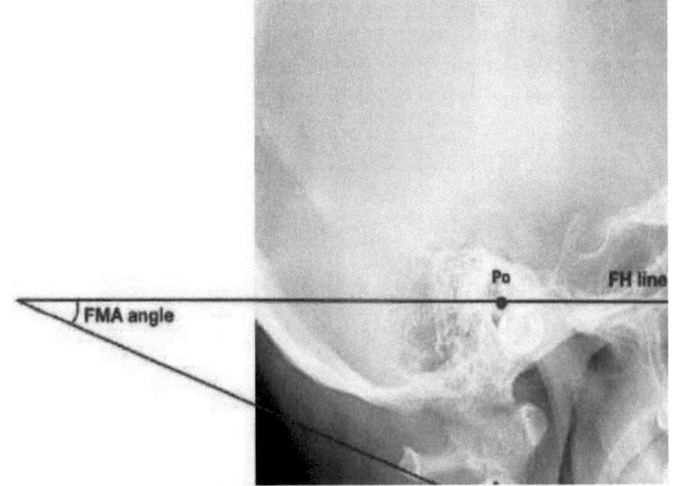


iv. **Medições de densidade (unidades Hounsfield em CBCT):**

- *Objetivo:* Na imagiologia por TCFC, as medições de densidade utilizando unidades Hounsfield ajudam a avaliar a densidade dos tecidos, auxiliando na identificação de patologia e no planeamento do tratamento.
- *Exemplo:* Os radiologistas podem medir a densidade do osso em exames de TCFC para avaliar a qualidade do osso para o planeamento de implantes dentários.

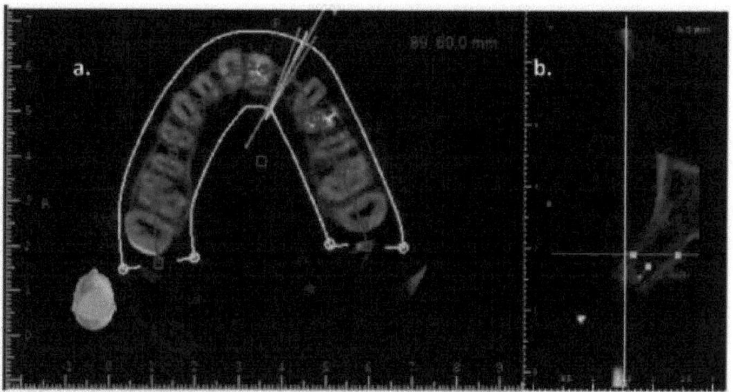


v. **Medições perpendiculares:**

- *Objetivo:* As medições perpendiculares são utilizadas para avaliar a profundidade ou a espessura de estruturas específicas relativamente a uma referência perpendicular.
- *Exemplo:* Os dentistas podem utilizar medições perpendiculares para avaliar a espessura do osso alveolar no planeamento de implantes.

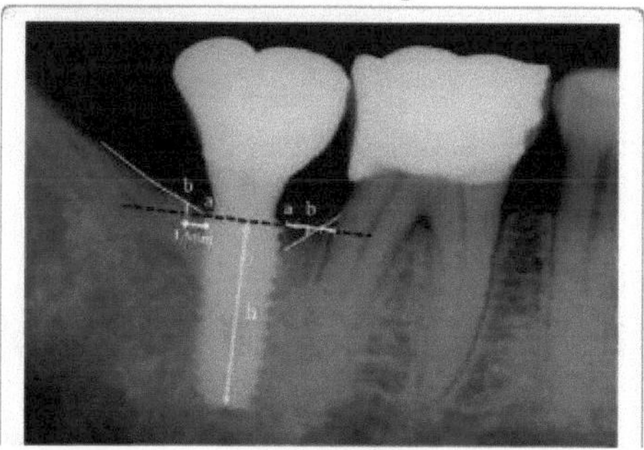

vi. **Medições de curvatura:**

- *Objetivo:* As medições da curvatura avaliam a curvatura ou o contorno das estruturas dentárias, ajudando na análise dos canais radiculares ou no planeamento de procedimentos de restauração.
- *Exemplo:* Os endodontistas podem utilizar ferramentas de medição da curvatura para analisar a curvatura dos canais radiculares em casos de endodontia. utilizado no **Sidexis pela Dentsply**
**Sirona e Ezl)ent-i da Vatech**

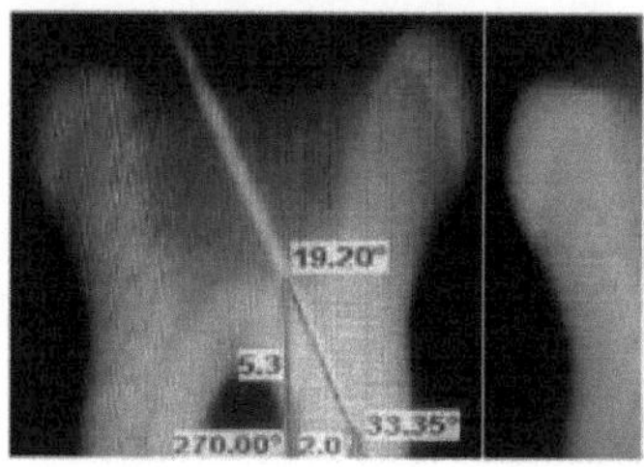

vii. **Medições de volume:**

- *Objetivo:* As medições de volume quantificam o espaço tridimensional ocupado por uma estrutura específica, ajudando na avaliação de tumores, quistos ou espaços anatómicos.
- *Exemplo:* Os cirurgiões orais podem utilizar medições de volume para avaliar o tamanho de lesões císticas ou planear intervenções cirúrgicas. Utilizado no **Romexis da Planmeca e** no **Invivo Dental da Anatomage**

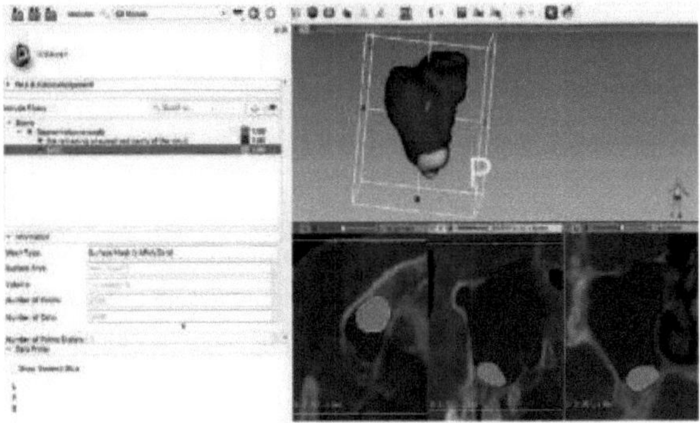

viii. **Medições de rácios:**

- *Objetivo:* As medições de rácios ajudam a avaliar as proporções e relações entre diferentes estruturas, auxiliando no planeamento e análise do tratamento.
- *Exemplo:* Os médicos podem utilizar medições do rácio para avaliar a relação entre a largura e a altura do dente para considerações estéticas.

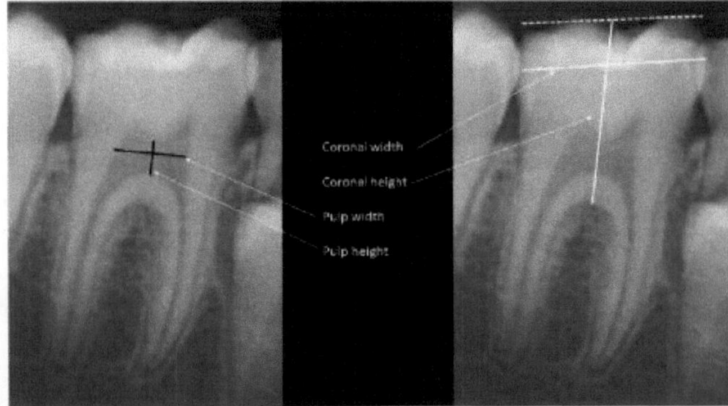


ix. **Medições baseadas em marcos:**

- *Objetivo:* As medições baseadas em pontos de referência implicam a identificação de pontos de referência anatómicos para medir distâncias e ângulos com precisão.
- *Exemplo:* Os dentistas e ortodontistas podem utilizar medições baseadas em pontos de referência para avaliar as estruturas craniofaciais para o planeamento do tratamento ortodôntico.

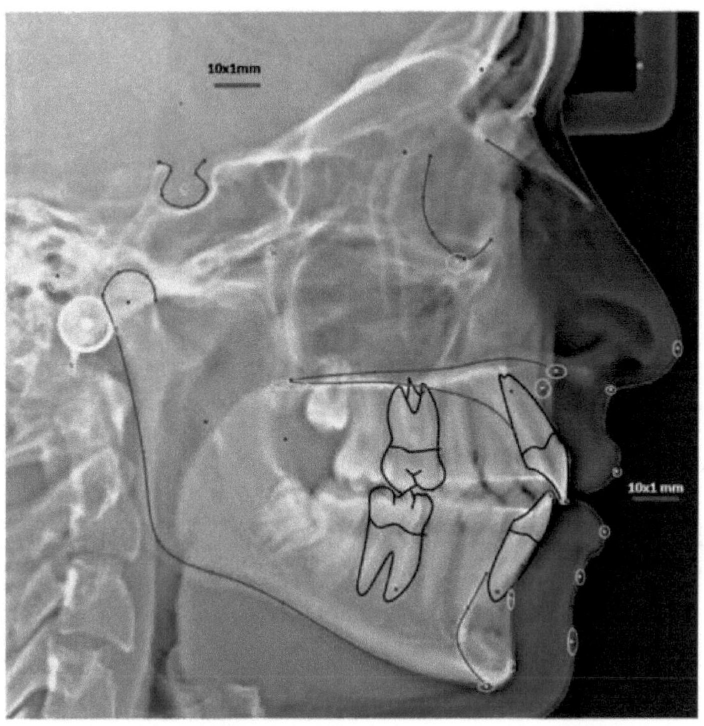


Estas ferramentas de medição, integradas no software de imagiologia dentária, fornecem informações precisas e quantitativas para um melhor diagnóstico e planeamento do tratamento em várias especialidades dentárias.

d) Software de deteção de cáries:

- Descrição geral: O software de deteção de cáries foi concebido para ajudar os profissionais de medicina dentária a identificar e diagnosticar cáries dentárias ou cavidades. Estas soluções de software utilizam frequentemente várias tecnologias, incluindo o melhoramento visual, a fluorescência ou a análise radiográfica, para ajudar na deteção precoce de lesões de cárie. Eis alguns exemplos de software de deteção de cáries.

-

1. DEXIS CariVu:

- Descrição geral: O DEXIS CariVu é um sistema de deteção de cáries que utiliza a tecnologia de transiluminação. Capta imagens dos dentes utilizando luz de infravermelhos próximos, permitindo aos profissionais visualizar e identificar lesões de cárie sem radiação ionizante. A tecnologia ajuda a detetar fissuras, lesões e desmineralização.
- Caraterísticas principais: Imagens por transiluminação, radiação não ionizante, visualização em tempo real na cadeira.

• Aplicações: Identificação de lesões cariosas, fissuras e desmineralização.

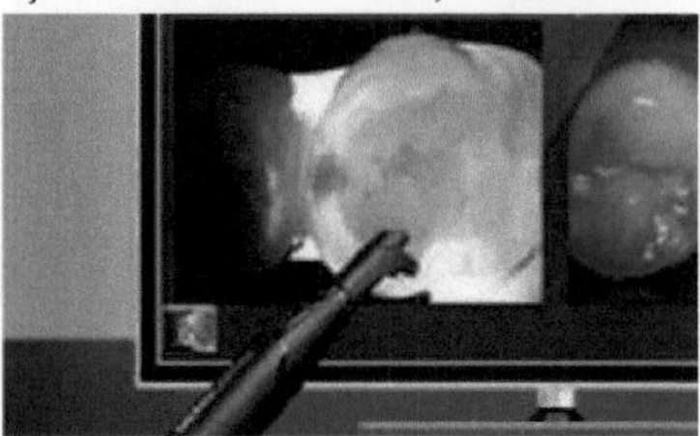

• Visão geral: KaVo DIAGNOcam é um sistema de câmara intra-oral equipado com tecnologia de **transiluminação** por infravermelhos próximos. Fornece imagens de alta qualidade para a deteção de lesões de cárie. A tecnologia ajuda a visualizar a estrutura do dente e a identificar sinais precoces de cárie.

• Caraterísticas principais: Transiluminação por **infravermelhos** próximos, sistema de câmara intra-oral, imagens em tempo real.

• Aplicações: **Deteção** de cáries, avaliação da estrutura dentária, diagnóstico precoce.

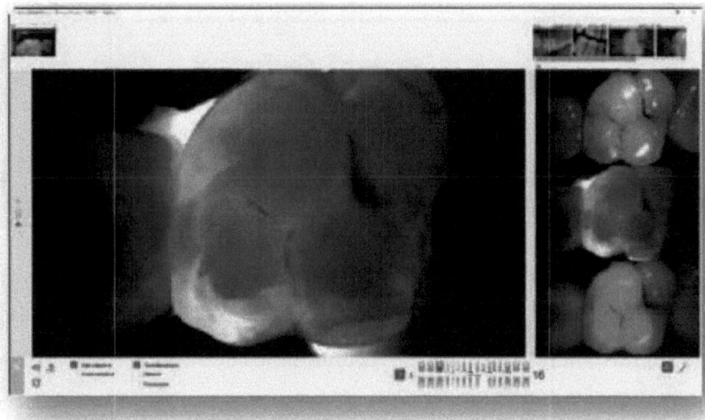

iii. SoproLIFE da Acteon:

• Visão geral: O SoproLIFE é uma câmara intra-oral com um sistema integrado de deteção de cáries. Utiliza tecnologia de fluorescência para destacar lesões cariosas e também incorpora radiografia intra-oral para uma análise abrangente das condições dentárias.

• Caraterísticas principais: Tecnologia de fluorescência, radiografia intra-oral, imagens de alta resolução.

• Aplicações: Deteção de cáries, visualização de sinais de fluorescência, diagnóstico completo.

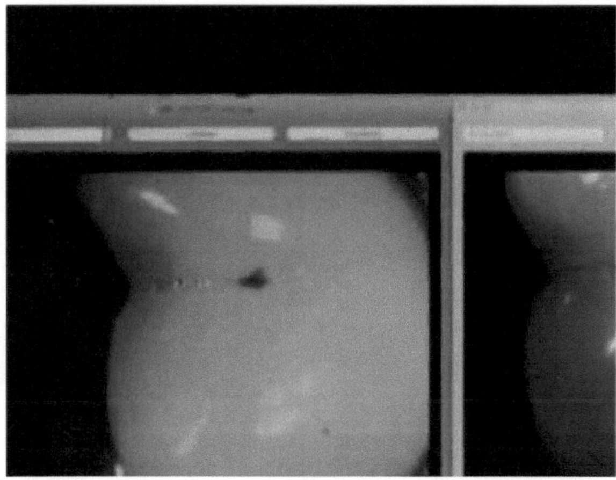

iv. Sensores DentiMax Dream com o software de imagiologia DentiMax:

- Descrição geral: A DentiMax oferece sensores de imagiologia com software associado que inclui funcionalidades de deteção de cáries. O software melhora e analisa as imagens para o diagnóstico de cáries. Os sensores captam imagens radiográficas de alta qualidade para análise detalhada.
- Principais caraterísticas: Sensores de imagem, melhoramento de imagem, ferramentas de análise de cáries.
- Aplicações: Análise radiográfica, deteção de cáries, melhoramento de imagens.

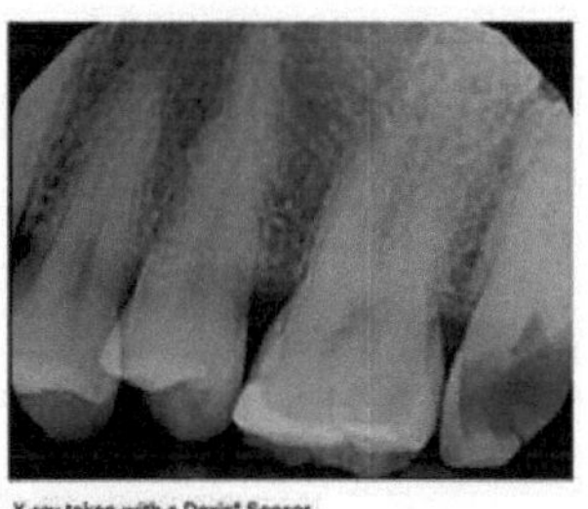

X-ray taken with a Dexis® Sensor.
Shown with ClearVu™

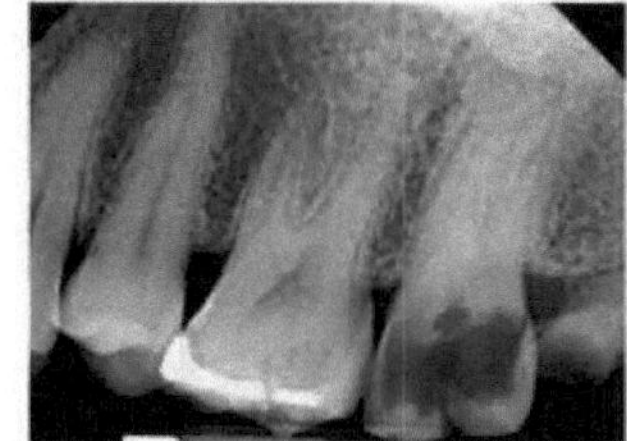

X-ray taken with a DentiMax Dream Sensor.
Shown with ClearVu™

v. Sensor DEXIS Platinum com software de imagiologia DEXIS:

- Descrição geral: O sensor DEXIS Platinum faz parte do sistema de radiografia digital da DEXIS. Embora não se dedique exclusivamente à deteção de cáries, o software de imagiologia associado inclui funcionalidades para melhorar a imagem que podem ajudar a visualizar e analisar lesões cariosas.
- Principais caraterísticas: Radiografia digital, melhoramento de imagem, análise em tempo real.
- Aplicações: Imagens radiográficas de alta qualidade, visualização melhorada.

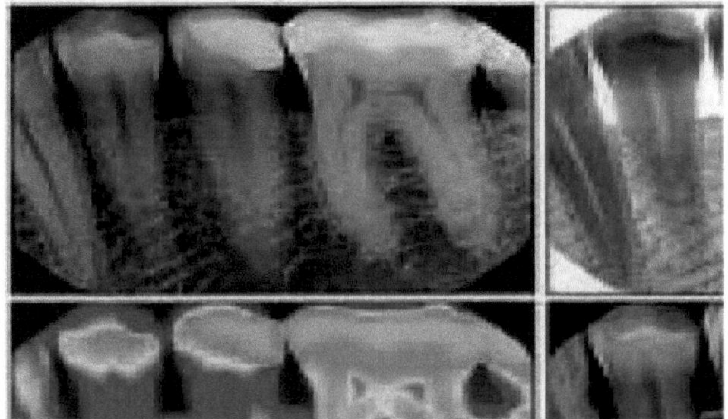

vi. Detetor de cáries Logicon da Carestream Dental:

• Visão geral: O Logicon Caries Detetor é uma ferramenta de software integrada no software de imagiologia da Carestream **Dental**. Auxilia na análise automática de imagens radiográficas, concentrando-se especificamente na deteção de cáries interproximais. O software fornece assistência de diagnóstico com base em dados radiográficos.

• Principais caraterísticas: Análise radiográfica automatizada, deteção de cáries interproximais.

• Aplicações: Identificação de lesões cariosas interproximais, apoio ao diagnóstico.

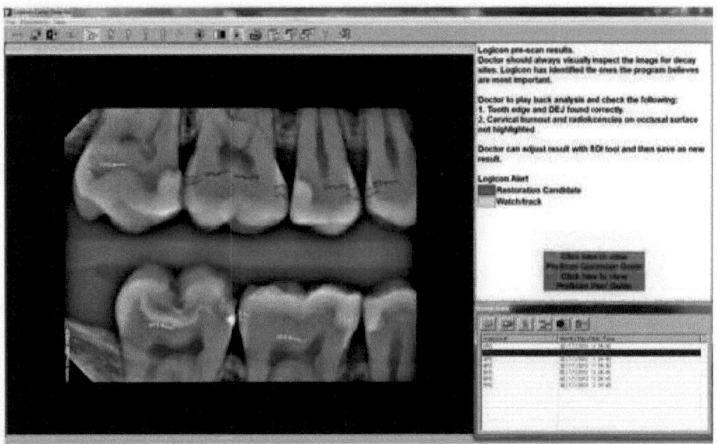

vii. Módulo de deteção de cáries Sirona Sidexis:

• Visão geral: O software de imagiologia Sirona Sidexis inclui um módulo de deteção de cáries concebido para ajudar os profissionais na análise de imagens radiográficas para lesões cariosas. O módulo fornece ferramentas para melhorar a visualização de cáries.

• Principais caraterísticas: Análise radiográfica, ferramentas de visualização de cáries.

• Aplicações: Identificação e análise de lesões cariosas, visualização melhorada.

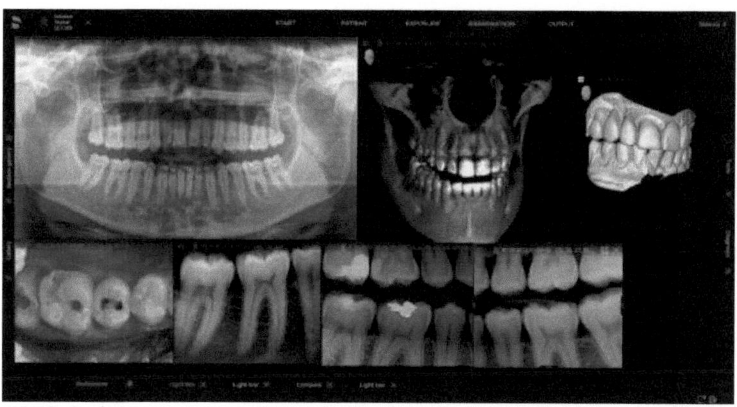

viii. DEXIS CariVu+:

- Descrição geral: Uma versão actualizada do DEXIS CariVu, o CariVu+™ continua a utilizar a tecnologia de transiluminação para a deteção de cáries. Oferece visualização em tempo real na cadeira e ajuda na identificação de fissuras, lesões e desmineralização sem radiação ionizante.
- Caraterísticas principais: Imagens por transiluminação, radiação não ionizante, visualização em tempo real na cadeira.
- Aplicações: Deteção de lesões cariosas, fissuras e desmineralização.

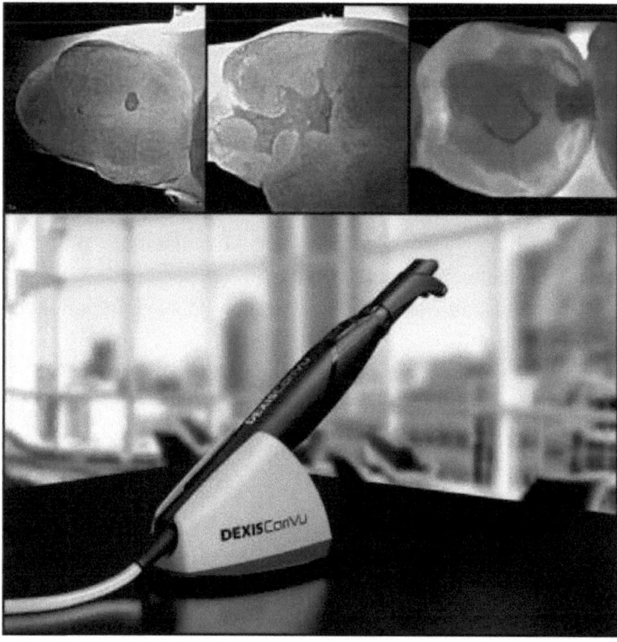

d) Software de deteção do cancro oral

- Descrição geral: O software de deteção do cancro oral, como o Velscope e o OralID, utiliza a tecnologia de fluorescência para ajudar na deteção precoce de anomalias orais, indicando potencialmente lesões cancerosas ou pré-cancerosas. Estas aplicações de software utilizam tecnologias avançadas, como a análise de imagens, a aprendizagem automática e a inteligência artificial[25] , para ajudar os profissionais de saúde a identificar potenciais sinais de cancro oral. Eis alguns dos principais aspectos, caraterísticas e exemplos de software de deteção do cancro oral:

1. Velscope:

- Foco: Deteção precoce de anomalias orais
- Tecnologia de fluorescência: Emite uma luz azul segura para melhorar a visualização dos tecidos, ajudando na identificação precoce de potenciais anomalias da mucosa oral.
- Análise em tempo real: Fornece feedback imediato durante os exames, concentrando-se na deteção rápida de lesões e irregularidades.
- Caraterísticas principais:
- Deteção de lesões: Utiliza padrões de fluorescência para detetar e realçar potenciais lesões na cavidade oral.
- Estratificação do risco: Ajuda a categorizar as lesões identificadas com base na sua probabilidade de serem malignas, auxiliando os profissionais de saúde na tomada de decisões.
- Documentação: Permite a captura e documentação de imagens durante os exames, apoiando a manutenção de registos e a continuidade dos cuidados.
- Rastreio não invasivo: Oferece um método não invasivo para o rastreio do cancro oral, contribuindo para o conforto do paciente durante os exames de rotina.
- Bases de dados integradas: Facilita a integração perfeita no fluxo de trabalho clínico através do armazenamento e recuperação de dados históricos, permitindo o acompanhamento de alterações nas lesões ao longo do tempo.
- Educação do paciente: Melhora a educação do paciente ao fornecer feedback visual imediato, promovendo a consciencialização sobre a importância de exames regulares de saúde oral.

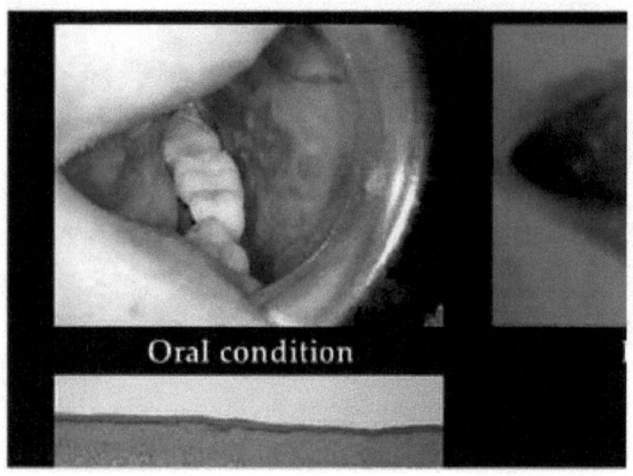


ii. Vizilite Plus:

• Foco: Visualização melhorada: O Vizilite Plus centra-se na melhoria da visualização das anomalias da mucosa oral através da utilização de uma fonte de luz quimioluminescente.

• Caraterísticas:

- Deteção de lesões: O software é excelente na deteção de lesões na cavidade oral. Como funciona: Aproveita a luz quimioluminescente para aumentar o contraste e identificar áreas potencialmente anormais, ajudando na identificação precoce de lesões.

- Estratificação de risco: O Vizilite Plus inclui funcionalidades para a estratificação do risco das lesões identificadas. Como funciona: Ajuda os profissionais de saúde a categorizar as lesões com base na sua probabilidade de serem malignas, orientando as decisões sobre os passos de diagnóstico subsequentes.

- Análise em tempo real: A análise em tempo real durante os exames é uma caraterística fundamental. Como funciona: Os profissionais de saúde recebem feedback imediato, permitindo tomar decisões e fazer recomendações no local durante os exames dos doentes.

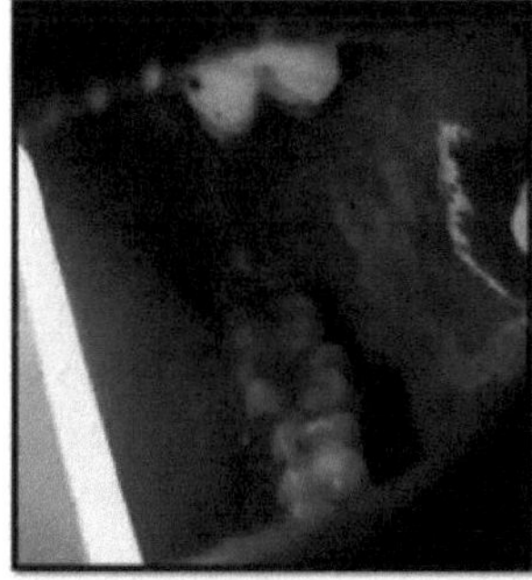

iii. OralID:

• Foco: Tecnologia de fluorescência: O OralID é um dispositivo dedicado ao rastreio do cancro oral que utiliza tecnologia de fluorescência para a identificação de lesões potencialmente malignas.

• Caraterísticas:

- Deteção de lesões: A OralID é especializada na deteção de lesões na cavidade oral. Como funciona: A tecnologia de fluorescência ilumina áreas anormais, auxiliando na visualização e identificação de lesões potencialmente malignas.

- Estratificação de risco: O OralID incorpora recursos de estratificação de risco. Como funciona: O software ajuda a categorizar as lesões com base no seu risco percebido, auxiliando na tomada de decisões clínicas para medidas de diagnóstico adicionais.

- Integração com Bancos de Dados de Pacientes: O OralID suporta a integração com bancos de dados de pacientes. Como funciona: Esta funcionalidade facilita a manutenção de registos sem falhas, permitindo aos profissionais **de saúde** acompanhar e gerir os dados dos doentes relacionados com os rastreios do cancro oral ao longo do tempo.

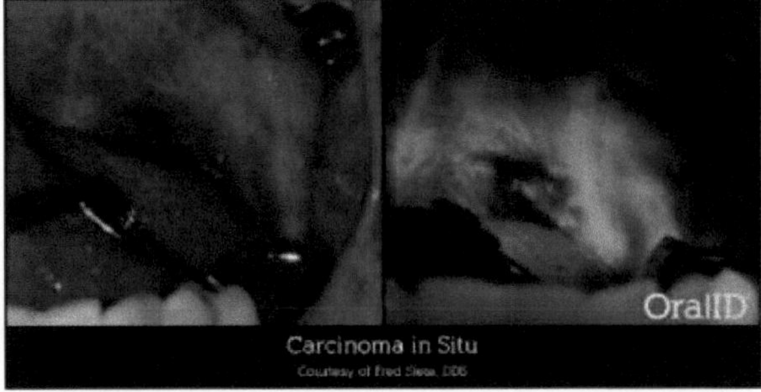


a) PathAI:

• Foco: **Análise patológica assistida por IA:** A PathAI centra-se na utilização de algoritmos de inteligência artificial (IA) para ajudar os patologistas[25] na análise de lâminas de patologia, com uma ênfase específica nas relacionadas com o cancro oral.

• Caraterísticas:

- Análise avançada de imagens: O PathAI fornece capacidades avançadas de análise de imagem. Como funciona: Os algoritmos de IA analisam as lâminas de patologia com um elevado nível de precisão, identificando padrões subtis ou anomalias que podem indicar a presença de cancro oral.

- Aprendizagem automática: A aprendizagem automática é um componente essencial da IA da Path. Como funciona: O software melhora continuamente a sua precisão de diagnóstico ao aprender com conjuntos de dados extensos, refinando a sua capacidade de reconhecer e interpretar imagens patológicas.

- Integração com fluxos de trabalho de patologia: O PathAI integra-se perfeitamente nos fluxos de trabalho de patologia. Como funciona: Esta integração assegura uma transição suave da informação dentro dos departamentos de patologia, optimizando a eficiência e a precisão globais do diagnóstico do cancro oral.

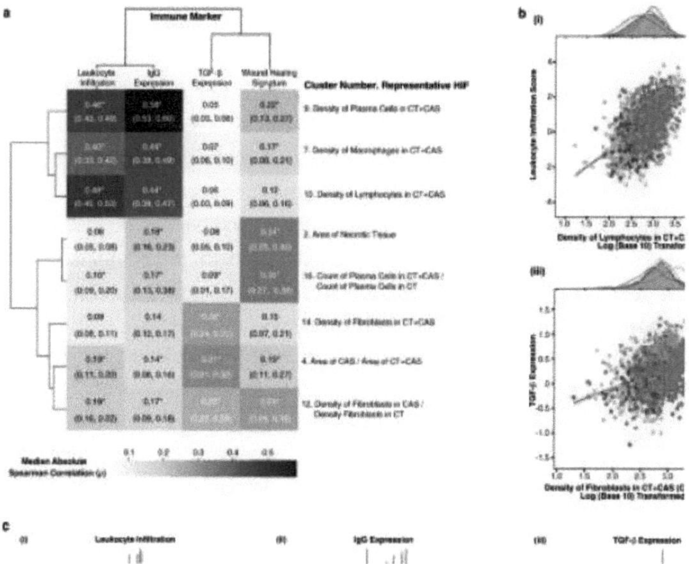

f) Software de registo periodontal:

• Visão geral: O software de registo periodontal é uma ferramenta especializada utilizada em medicina dentária para documentar e monitorizar a saúde do periodonto de um paciente, que inclui as gengivas, os tecidos de suporte e o osso que envolve os dentes. Este software é crucial para o diagnóstico periodontal, o planeamento do tratamento e os cuidados contínuos do paciente. Permite aos profissionais de medicina dentária registar e acompanhar os principais parâmetros clínicos relacionados com a saúde periodontal. Eis uma visão geral pormenorizada do software de elaboração de gráficos periodontais:

• Caraterísticas

- **Gestão de dados do paciente**: O software permite a criação e gestão de perfis de pacientes, incluindo informações demográficas, historial médico e historial de registos periodontais.
- **Mapeamento Periodontal Digital**: Permite aos profissionais de medicina dentária registar e visualizar digitalmente parâmetros periodontais, incluindo profundidades de sondagem, hemorragia à sondagem (BOP), níveis de fixação, envolvimento da furca e mobilidade dentária.
- **Índices periodontais**: Incorpora índices periodontais padronizados, como o Índice Gengival (IG), o Índice de Placa (IP) e o Rastreio e Registo Periodontal (PSR) para avaliar e classificar a gravidade das condições periodontais.
- **Representação gráfica**: Fornece representações gráficas das condições periodontais, facilitando aos profissionais de medicina dentária e aos pacientes a compreensão do estado da sua saúde oral.

- **Análise da Perda de Vinculação**: Permite a análise da perda e recessão da vinculação, auxiliando na identificação de áreas que requerem atenção e tratamento específicos.
- **Planeamento do tratamento**: Apoia o planeamento do tratamento ao fornecer uma representação visual das condições periodontais, ajudando os profissionais de medicina dentária a tomar decisões informadas sobre intervenções como a destartarização e o alisamento radicular ou cirurgias periodontais.
- **Avaliação de risco**: Alguns softwares incluem ferramentas de avaliação de risco para avaliar o risco de um paciente desenvolver doenças periodontais, considerando factores como o tabagismo, a diabetes e a genética.
- **Integração com registos de saúde electrónicos (EHR)**: Integra-se com os sistemas EHR para um fluxo contínuo de informações do paciente, assegurando que os dados do registo periodontal fazem parte do registo geral do paciente.
- Acessibilidade móvel: Alguns softwares modernos de elaboração de fichas periodontais oferecem compatibilidade móvel, permitindo aos profissionais de medicina dentária aceder e atualizar as fichas dos pacientes a partir de tablets ou smartphones.

Exemplos:

a) **Sistema de Sonda da Florida:**

- **Foco:** Sistema exclusivo de registo periodontal
- **Caraterísticas principais:**
- Mapeamento periodontal digital com parâmetros personalizáveis.
- Medições automatizadas da profundidade de sondagem e cálculos do nível de fixação.
- Representações gráficas das condições periodontais.
- Relatórios detalhados dos pacientes e ferramentas de planeamento do tratamento.
- Integração com sistemas de imagiologia para avaliações exaustivas.

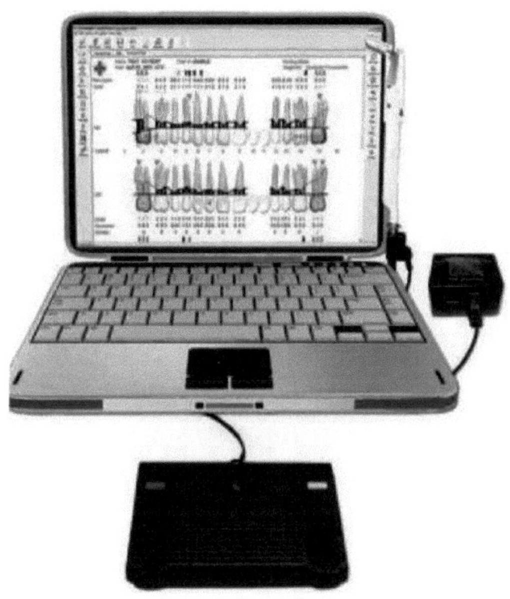

b) **PerioVision:**

- **Foco:** Mapeamento e gestão periodontal abrangente
- **Caraterísticas principais:**

- Registo periodontal digital com representações gráficas.
- Medições da profundidade de sondagem e cálculos do nível de fixação.

Integração com registos de saúde electrónicos para uma gestão holística dos doentes.

- Avaliação do risco periodontal e planeamento de tratamento personalizado.
- Integração de imagens para um diagnóstico abrangente.

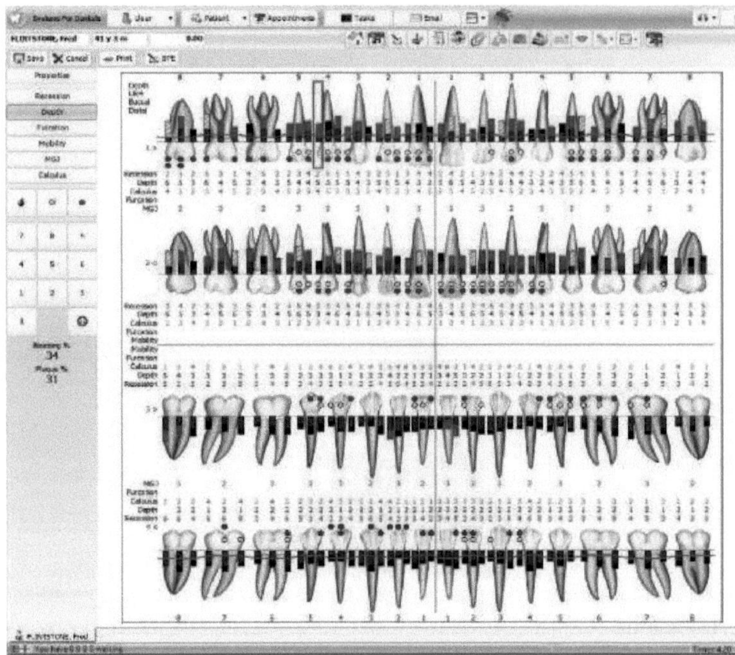

c) **PerioExec:**

- **Foco:** Mapeamento e gestão periodontal
- **Caraterísticas principais:**
- Mapeamento periodontal digital com parâmetros personalizáveis.
- Medições automatizadas da profundidade de sondagem e cálculos do nível de fixação.
- Representações visuais das condições periodontais.
- Ferramentas de avaliação do risco periodontal.
- Integração **com** outras funcionalidades de gestão de clínicas.

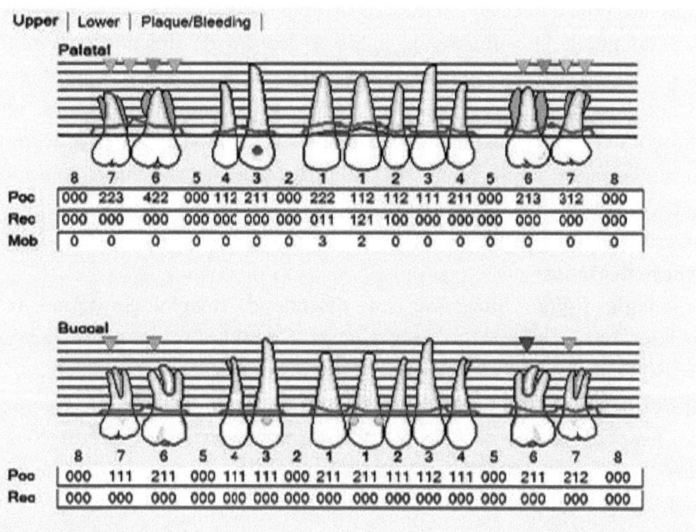


d) **Dentrix Ascend:**

- **Foco:** Gestão exaustiva de clínicas dentárias com base na nuvem.
- **Caraterísticas periodontais:**

- Mapeamento periodontal digital com parâmetros personalizáveis.
- **Representações** visuais das condições periodontais.
- Integração com outras ferramentas de gestão de práticas.
- Ferramentas de planeamento do tratamento com enfoque na saúde periodontal.

\- Ferramentas de comunicação com os pacientes para os educar sobre as condições periodontais.

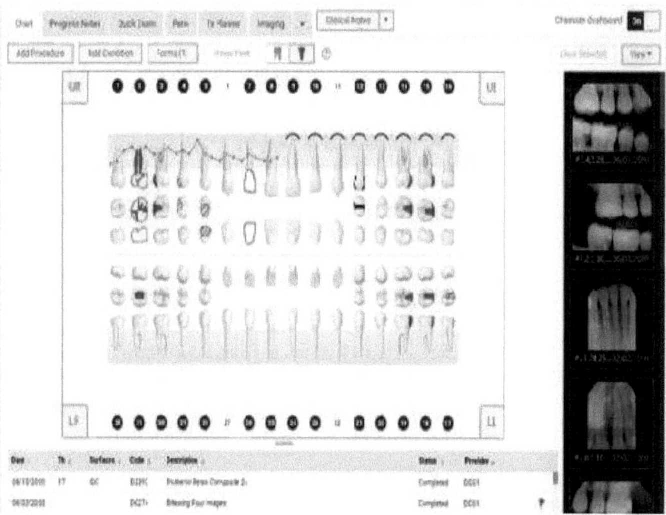

e) Software de apoio à decisão em matéria de diagnóstico

• Descrição geral: O software de apoio à decisão de diagnóstico em medicina dentária é uma ferramenta especializada concebida para ajudar os profissionais de medicina dentária no processo de diagnóstico, fornecendo informações, análises e recomendações com base nos dados dos doentes. Estas soluções de software utilizam algoritmos avançados, inteligência artificial e bases de dados clínicas para melhorar a precisão e a eficiência dos diagnósticos.[26]

• Caraterísticas principais:

J **Integração de dados:**

- **Imagiologia digital:** Integra-se com sistemas de imagiologia digital, tais como câmaras intra-orais, radiografias panorâmicas e tomografia computorizada de feixe cónico (CBCT) para uma visão abrangente das estruturas orais do paciente.
- **Registos de saúde electrónicos (EHR):** Liga-se aos sistemas EHR para aceder e analisar o historial médico do paciente, tratamentos anteriores e informações clínicas relevantes.

J **Clinical Decision Support:**

- **Análise algorítmica:** Utiliza algoritmos para analisar dados clínicos, incluindo imagens radiográficas e resultados clínicos, para identificar potenciais problemas e anomalias.
- **Diretrizes baseadas em provas:** Incorpora diretrizes baseadas em provas e melhores práticas para ajudar no processo de tomada de decisões de diagnóstico.

J **Pattern Recognition:**

- **Aprendizagem automática:** Aplica algoritmos de aprendizagem automática para reconhecer padrões e tendências nos dados dos pacientes, contribuindo para a identificação de potenciais doenças ou condições.
- **Análise comparativa:** Compara os dados actuais dos doentes com os registos históricos para detetar alterações ou desenvolvimentos ao longo do tempo.

J **Previsão de Doenças e Avaliação de Riscos:**

- **Modelação preditiva:** Prevê a probabilidade de doenças ou condições orais específicas com base nos dados do paciente.
- **Estratificação de risco:** Estratifica os pacientes com base no seu risco de desenvolver determinados problemas de saúde oral, permitindo medidas e intervenções preventivas personalizadas.

J **Recomendações de tratamento:**

- **Planos de tratamento personalizados:** Fornece recomendações para planos de tratamento personalizados com base nas condições diagnosticadas e nos factores específicos do paciente.
- **Integração com o software de planeamento do tratamento:** Coordena-se com o software de planeamento do tratamento para garantir uma transição perfeita do diagnóstico para o tratamento.

J **Recursos Educativos:**

- **Ferramentas de educação do paciente:** Oferece materiais educativos e recursos visuais para ajudar os dentistas a comunicar eficazmente os resultados de diagnóstico e as recomendações de tratamento aos pacientes.

- **Apoio à formação contínua:** Fornece acesso aos mais recentes recursos de investigação e educação para manter os profissionais de medicina dentária informados sobre os avanços no diagnóstico.

*J* **Interdisciplinary Collaboration:**

- **Ferramentas de comunicação:** Facilita a comunicação e a colaboração entre os especialistas em medicina dentária e os prestadores de cuidados de saúde envolvidos nos cuidados do paciente.
- **Sugestões de encaminhamento:** Recomenda o encaminhamento para especialistas, quando necessário, com base na complexidade do diagnóstico.
- Tipos de CDSSs:

1. **CDSS** baseados no conhecimento: Os CDSS baseados no conhecimento contêm dados compilados introduzidos diretamente pelos utilizadores ou extraídos dos registos electrónicos dos doentes, aplicações telefónicas e dados sobre medicamentos ou protocolos clínicos e orientações baseados na intenção de utilizar um sistema de decisão clínica .[27]

Exemplo: Sistema de apoio à decisão clínica da ATM

- Objetivo: Um sistema de apoio à decisão clínica em matéria de ATM centrar-se-ia na ajuda aos profissionais de medicina dentária no diagnóstico e planeamento do tratamento de perturbações da articulação temporomandibular, que incluem condições que afectam a articulação da mandíbula e as estruturas circundantes.
- Caraterísticas principais:

- Integração de imagiologia: Integração com ferramentas de imagiologia, como a tomografia computorizada de feixe cónico (CBCT) ou a ressonância magnética (MRI), para visualizar e analisar as estruturas da ATM.
- Medição e análise: Ferramentas para medir os espaços articulares, avaliar a posição condilar e analisar a relação entre a mandíbula e a articulação temporomandibular.
- Avaliação de sintomas: Integração de ferramentas de avaliação de sintomas para registar e analisar os sintomas relatados pelos pacientes relacionados com perturbações da ATM, incluindo dor, estalidos ou limitação do movimento da mandíbula.
- Análise funcional: Ferramentas de análise funcional para avaliar o movimento da mandíbula, a oclusão e a função geral da ATM.
- Planeamento do tratamento: Apoio à criação de planos de tratamento personalizados com base na condição de ATM diagnosticada, que pode incluir recomendações para fisioterapia, ajustes oclusais ou outras intervenções.
- Educação do paciente: Materiais educativos e recursos visuais para ajudar os dentistas a comunicar eficazmente aos pacientes os diagnósticos e planos de tratamento da ATM.
- Integração com a gestão de clínicas: Integração do Seamlees com sistemas de gestão de clínicas para garantir que os dados relacionados com a ATM fazem parte do

registo dentário completo do paciente.

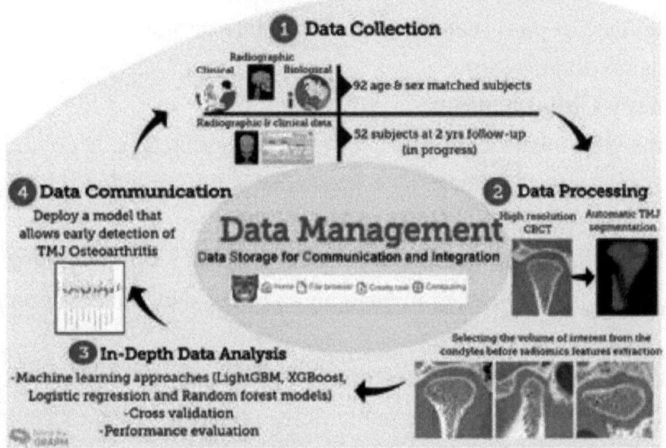


2. **CDSS não baseados no conhecimento**: Os CDSS não baseados no conhecimento requerem igualmente uma fonte de dados; no entanto, as decisões são tomadas com base no reconhecimento de padrões estatísticos ou em abordagens de aprendizagem automática (ML). Consequentemente, os computadores aprendem a partir de experiências anteriores, descobrem padrões nos dados e eliminam a necessidade de regras ou contributos de peritos. As redes neuronais artificiais e os algoritmos genéticos constituem os principais tipos de CDSS não baseados no conhecimento.

Exemplo: Análise preditiva para compromissos não comparecidos

Uma clínica dentária implementa um CDSS não baseado no conhecimento para prever a probabilidade de não comparência a consultas. O sistema utiliza dados históricos, incluindo dados demográficos dos pacientes, horários das consultas, registos de presenças anteriores e outras variáveis relevantes. Eis como funciona:

- Recolha de dados:

Recolhe dados sobre os dados demográficos dos doentes, o historial de consultas, a hora do dia e outros factores que podem influenciar a comparência às consultas.

- Seleção de caraterísticas:

Identifica caraterísticas ou variáveis relevantes que podem contribuir para a previsão de não comparências, tais como a idade do paciente, padrões de comparência anteriores ou a hora da consulta.

- Formação em aprendizagem automática:

Treina um modelo de aprendizagem automática utilizando dados históricos. O modelo aprende padrões e relações entre várias caraterísticas e a probabilidade de não comparência a consultas.

- Previsão:

Quando uma nova consulta é agendada, o CDSS utiliza o modelo treinado para prever a probabilidade de não comparência com base nas caraterísticas do paciente e nos detalhes da consulta.

- Apoio à decisão:

Fornece apoio à decisão do pessoal clínico, apresentando a probabilidade prevista de não comparência nas próximas consultas.

- Intervenção:

O pessoal da clínica pode tomar medidas proactivas, como enviar lembretes ou ajustar as práticas de agendamento, para as consultas que se prevê que tenham um maior probabilidade de não comparência.

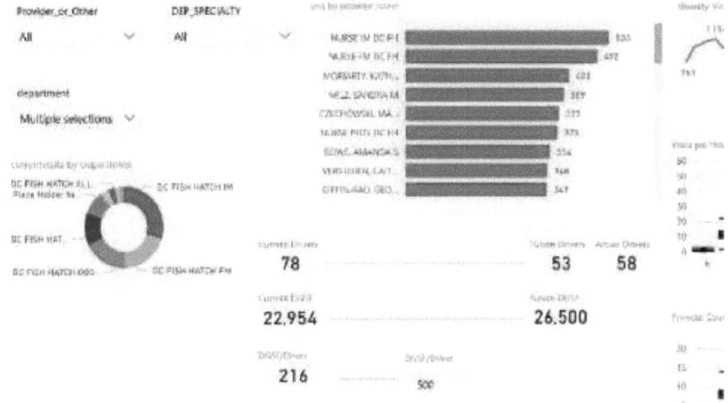

CAPÍTULO 8

**SOFTWARE DE PLANEAMENTO DE TRATAMENTOS DENTÁRIOS:**

O software de planeamento de tratamentos dentários é uma ferramenta especializada concebida para facilitar o processo de criação, gestão e apresentação de planos de tratamento abrangentes para pacientes dentários. Este software integra vários aspectos dos dados dos pacientes, informações de diagnóstico e opções de tratamento, proporcionando uma abordagem sistemática à tomada de decisões e à comunicação nos consultórios dentários.

- Foco: O objetivo do software de planeamento do tratamento dentário é otimizar os fluxos de trabalho de tratamento, melhorar a precisão do diagnóstico e facilitar a comunicação eficaz, conduzindo, em última análise, a um tratamento personalizado e eficiente do paciente.
- Caraterísticas principais :

Integração com registos de pacientes:

- Integração com registos de saúde electrónicos (EHR) para um repositório centralizado de informações sobre os doentes.
- Acesso rápido ao historial do paciente, incluindo tratamentos anteriores, diagnósticos e registos de saúde oral.

Integração de dados de diagnóstico:

- Integração com modalidades de imagiologia de diagnóstico, como radiografias, exames CBCT e exames intra-orais.
- Ferramentas de visualização 3D para uma análise aprofundada das estruturas dentárias.

*J* Impressões digitais:

- Compatibilidade com sistemas de impressão digital para capturar digitalizações intra-orais precisas.
- Integração de modelos digitais 3D no processo de planeamento do tratamento.

Apresentação de casos:- Criação de apresentações visuais e interactivas para planos de tratamento.

- Imagens de fácil compreensão para os doentes, para melhorar a compreensão e o envolvimento no processo de tomada de decisões.

Modelos de planos de tratamento:

- Modelos predefinidos para procedimentos dentários comuns, incluindo restaurações, coroas, pontes e muito mais.
- Opções de personalização para adaptar os planos de tratamento às necessidades individuais dos pacientes.

Simulações virtuais de tratamento:

- Ferramentas de simulação para visualizar e prever o resultado de diferentes opções de tratamento.
- Planeamento virtual para avaliar a estética, a funcionalidade e os potenciais desafios.

Avaliação dos riscos:

- Ferramentas para avaliar e quantificar os riscos associados a várias opções de tratamento.
- Consideração de factores específicos do doente, como as condições de saúde e o estilo de vida, na avaliação do risco.

Ferramentas de colaboração:

- Recursos de comunicação que facilitam a colaboração entre especialistas em medicina dentária.
- Planos de tratamento partilhados e acessíveis aos profissionais de saúde relevantes envolvidos nos cuidados do doente.

Planeamento financeiro:

- Módulos financeiros para a estimativa dos custos de tratamento.
- Orçamentos de tratamento pormenorizados para facilitar discussões transparentes com os pacientes sobre os aspectos financeiros.

- Objectivos

Eficiência melhorada: Simplificação dos fluxos de trabalho para processos de planeamento de tratamentos mais rápidos e eficientes.

Melhoria da comunicação com os doentes: Facilitar a comunicação clara e eficaz dos planos de tratamento aos doentes, promovendo a sua compreensão e participação.

Precisão no diagnóstico: Utilização de ferramentas de diagnóstico avançadas no software para avaliações exactas e abrangentes.

Manutenção exaustiva de registos: Assegurar a documentação exaustiva e a integração com os registos dos pacientes para obter um historial completo do paciente.

Resultados optimizados do tratamento: Apoiar os médicos na obtenção de resultados óptimos através de um planeamento cuidadoso, análise e consideração dos factores individuais do doente.

b) Sistema de impressão digital:

Um sistema de impressão digital, também conhecido como digitalização intra-oral ou sistema de digitalização digital, é uma tecnologia dentária que permite aos profissionais captar imagens 3D altamente precisas e detalhadas das estruturas orais de um paciente, incluindo dentes e tecidos moles. Estes sistemas revolucionaram o método tradicional de obtenção de impressões físicas utilizando materiais de impressão. As impressões digitais oferecem inúmeras vantagens, incluindo maior conforto para o paciente, fluxos de trabalho mais rápidos e maior precisão

- Caraterísticas principais

**Digitalização intra-oral:** Utiliza uma varinha de varrimento portátil ou uma câmara intra-oral para captar imagens detalhadas dos dentes do paciente e dos tecidos circundantes diretamente na cavidade oral.

**Exatidão e precisão:** Oferece uma elevada precisão e exatidão, fornecendo modelos 3D detalhados de dentes e tecidos moles que podem ser utilizados para várias aplicações dentárias.

**Imagiologia em tempo real:** Proporciona uma visualização em tempo real num ecrã de computador, permitindo ao dentista avaliar a qualidade do exame durante o processo de digitalização.

**Conforto do paciente:** Elimina a necessidade de materiais de impressão tradicionais, reduzindo o desconforto para os doentes que possam considerar desagradável o processo de obtenção de impressões físicas.

**Eficiência de tempo:** Simplifica o processo de recolha de impressões, reduzindo significativamente o tempo necessário em comparação com os métodos tradicionais. Isto pode levar a tempos de execução mais rápidos para as restaurações.

**Modelos digitais:** Gera modelos digitais em 3D dos dentes do paciente, que podem ser armazenados eletronicamente e utilizados para várias aplicações dentárias, como o planeamento de tratamentos, a ortodontia e a prótese dentária.

**Compatibilidade com sistemas CAD/CAM:** Integra-se perfeitamente com os sistemas de desenho assistido por computador e fabrico assistido por computador (CAD/CAM) para o fabrico de coroas, pontes e outras restaurações dentárias.

**Arquitetura aberta:** Alguns sistemas oferecem uma arquitetura aberta, permitindo a compatibilidade com uma variedade de sistemas CAD/CAM e fluxos de trabalho laboratoriais.

Seguem-se exemplos mais pormenorizados de sistemas de impressão digital habitualmente utilizados em medicina dentária:

i.3Shape TRIOS:

Caraterísticas principais:

- Digitalização intra-oral a cores: Utiliza tecnologia avançada de digitalização a cores para captar impressões digitais altamente detalhadas e realistas.
- Visualização em tempo real: Fornece feedback em tempo real sobre o processo de digitalização, permitindo que os médicos avaliem imediatamente a qualidade da impressão.
- Versatilidade: Adequado para uma vasta gama de aplicações, incluindo dentisteria de restauração, ortodontia e implantologia.
- Sistema aberto: Oferece uma arquitetura aberta, permitindo a compatibilidade com vários **sistemas** CAD/CAM e facilitando a colaboração com laboratórios dentários.

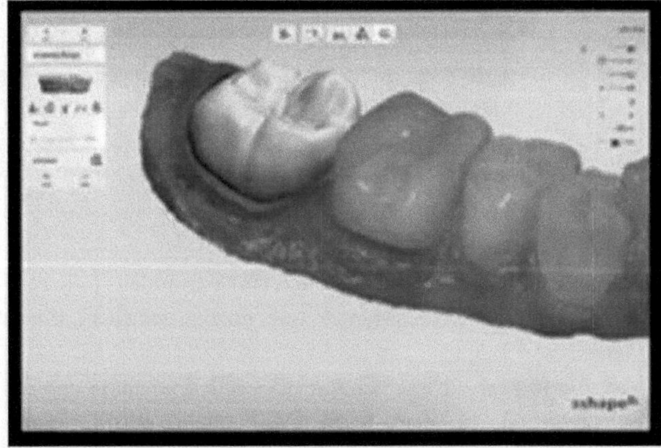

ii. iTero Element (Tecnologia Align):

- Caraterísticas principais:
- Digitalização de alta velocidade: Utiliza tecnologia de digitalização de alta velocidade para uma captura de impressões rápida e eficiente.
- Imagens em tempo real: Permite que os médicos visualizem imagens 3D em tempo real durante o processo de digitalização.
- Aplicações: Adequado para aplicações como o planeamento de tratamentos Invisalign, dentisteria de restauração e ortodontia.
- Saída STL aberta: Gera ficheiros STL abertos, assegurando a compatibilidade com vários sistemas CAD/CAM e fluxos de trabalho.

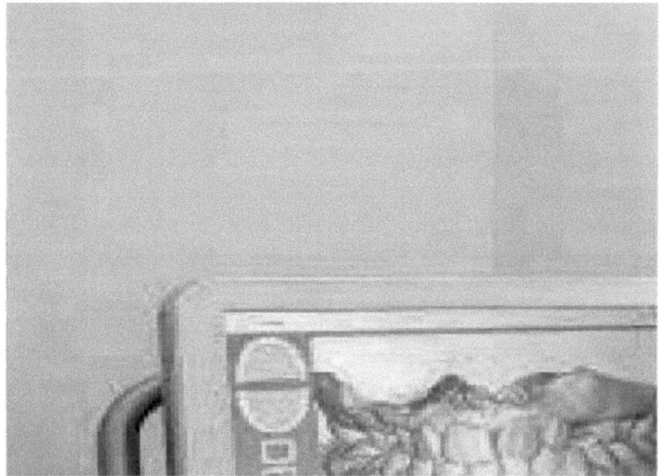

iii. Planmeca Emerald (Planmeca):

- Caraterísticas principais:
- Varinha de mão leve: Inclui uma varinha de mão leve e ergonómica para uma digitalização intra-oral confortável.
- Digitalização rápida: Oferece uma digitalização rápida e eficiente para uma maior produtividade.
- Compatibilidade: Integrado com as soluções CAD/CAM da Planmeca, proporcionando uma integração perfeita do fluxo de trabalho.
- Precisão: Proporciona uma elevada precisão na captura de impressões digitais para um planeamento preciso do tratamento.

(J CAD/CAM

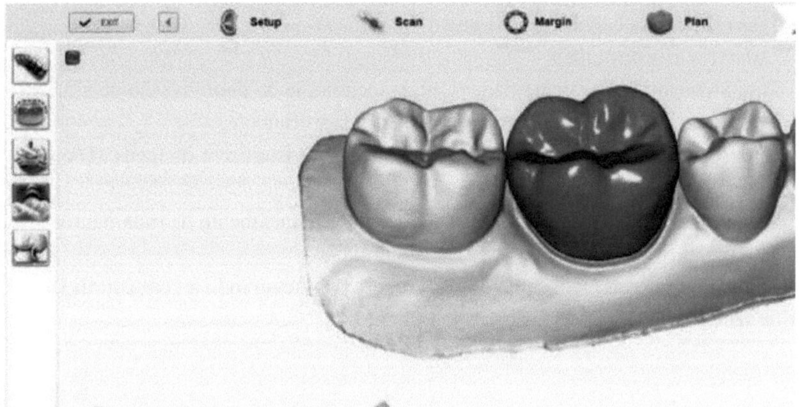


iv. CEREC Omnicam (Dentsply Sirona):

- Caraterísticas principais:

- Digitalização sem pó: Utiliza tecnologia de digitalização sem pó para uma maior facilidade de utilização.

- Restaurações em consultório: Integrado com o sistema CEREC, permite restaurações em consultório com coroas no mesmo dia e outros procedimentos de restauração.

- Digitalização da arcada completa: Capaz de capturar arcadas completas para um planeamento de tratamento abrangente.

- Imagens a cores realistas: Oferece imagens a cores realistas para uma melhor representação visual.

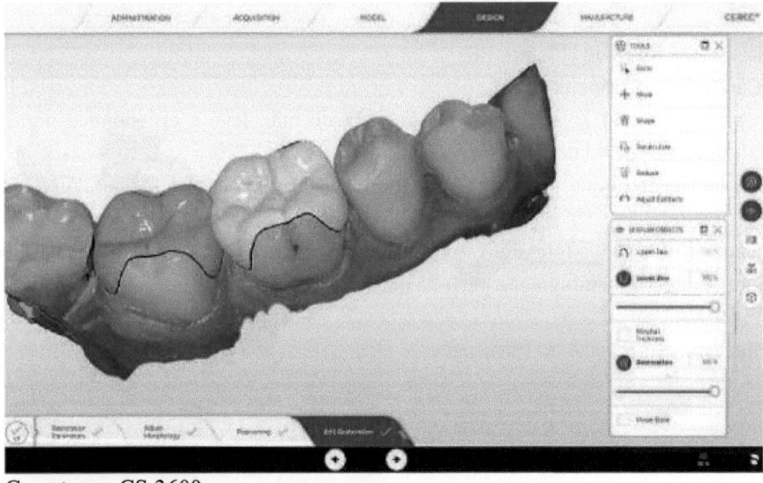

v. Carestream CS 3600:

- Caraterísticas principais:

- Digitalização contínua de alta velocidade: Utiliza a digitalização contínua de alta velocidade para uma captura de dados eficiente.

- Aplicações versáteis: Adequado para uma gama de aplicações, incluindo dentisteria de restauração, ortodontia e implantologia.
- Correspondência inteligente de sombras: Oferece tecnologia de correspondência inteligente de sombras para uma reprodução de cores precisa.
- Formatos de ficheiros abertos: Gera formatos de ficheiros abertos (STL), permitindo a compatibilidade com vários sistemas CAD/CAM e aplicações de terceiros.

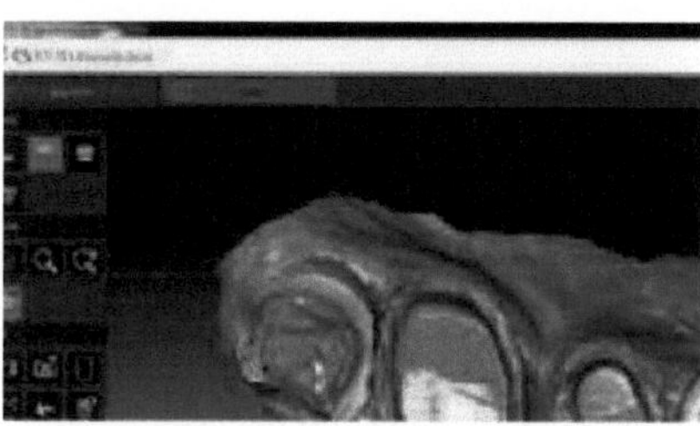

Estes exemplos mostram a diversidade e as capacidades dos sistemas de impressão digital, cada um oferecendo caraterísticas únicas para satisfazer as necessidades dos médicos dentistas. A escolha de um sistema de impressão digital depende frequentemente de factores como os fluxos de trabalho específicos do profissional, a gama de aplicações necessárias e a integração com as tecnologias existentes na clínica dentária.

c) Software CAD/CAM dentário.

- Visão geral: O software de desenho assistido por computador e fabrico assistido por computador (CAD/CAM), como o exocad ou o 3Shape, suporta a digitalização de impressões digitais e o desenho de restaurações. Estas ferramentas ajudam a planear e a criar próteses, coroas, pontes, facetas, inlays, onlays e até componentes de implantes dentários precisos para melhorar o diagnóstico e os resultados do tratamento. Eis algumas soluções de software CAD/CAM dentário bem conhecidas:

Vamos aprofundar mais pormenores sobre alguns exemplos específicos de software CAD/CAM dentário:

1. Sistema dentário 3Shape:

- Âmbito: A 3Shape Dental System é conhecida pelas suas soluções CAD/CAM abrangentes para profissionais de medicina dentária.
- Caraterísticas: - Impressão digital com tecnologia de digitalização 3D.
- Extensa biblioteca de anatomia dentária e componentes protéticos.
- Ferramentas de desenho avançadas para coroas, pontes, pilares e muito mais.
- Compatibilidade com uma vasta gama de fresadoras e impressoras 3D.
- Arquitetura aberta para personalização e integração.
- Objetivo: A 3Shape tem como objetivo fornecer aos profissionais de medicina dentária um fluxo de trabalho digital versátil e eficiente, permitindo restaurações dentárias precisas e personalizadas.

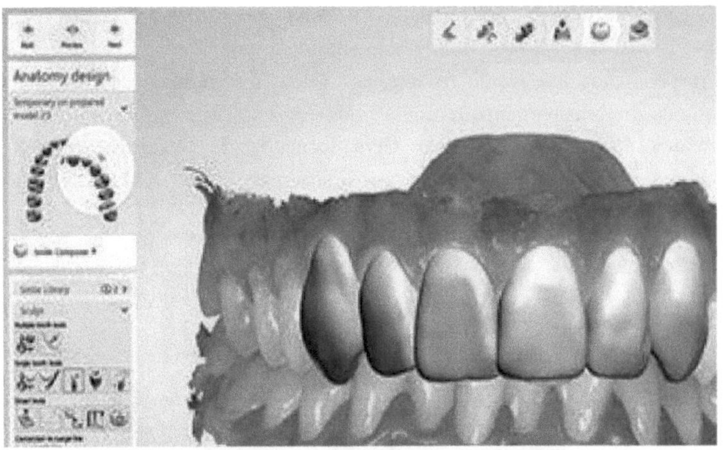


- Foco: O exocad DentalCAD é reconhecido pela sua flexibilidade e arquitetura aberta, permitindo a personalização e a integração.
- Caraterísticas: - Ferramentas de desenho intuitivo para várias restaurações dentárias.
- Estrutura aberta e personalizável para integração de terceiros.
- **Sistema** de módulos para expandir a funcionalidade com base em necessidades específicas.
- Renderização de alta qualidade para uma visualização realista.
- Compatibilidade com fresadoras e impressoras 3D.
- Objetivo: A **exocad** concentra-se em fornecer uma plataforma CAD/CAM personalizável e extensível, capacitando os técnicos de prótese dentária com ferramentas para desenhos precisos e criativos.

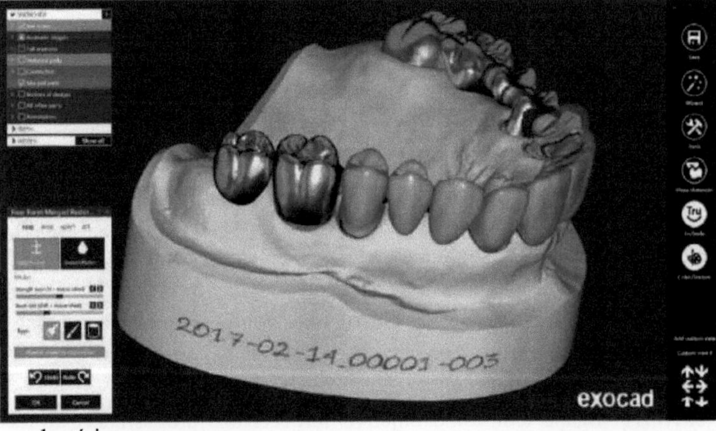


iii. Asas dentárias:

- Foco: A Dental Wings oferece soluções CAD/CAM com um enfoque na medicina dentária digital e na integração perfeita.
- Caraterísticas: - DWOS (Dental Wings Operating System) para conceção e fabrico

digital.

- Tecnologia de digitalização 3D para impressões digitais.
- Integração com várias máquinas de fresagem e impressoras 3D.
- Ferramentas de desenho para coroas, pontes e implantes.
- Ferramentas de colaboração para fluxos de trabalho optimizados.
- Objetivo: A Dental Wings tem como objetivo fornecer aos profissionais de medicina dentária um ecossistema digital completo para uma medicina dentária restauradora eficiente e precisa.

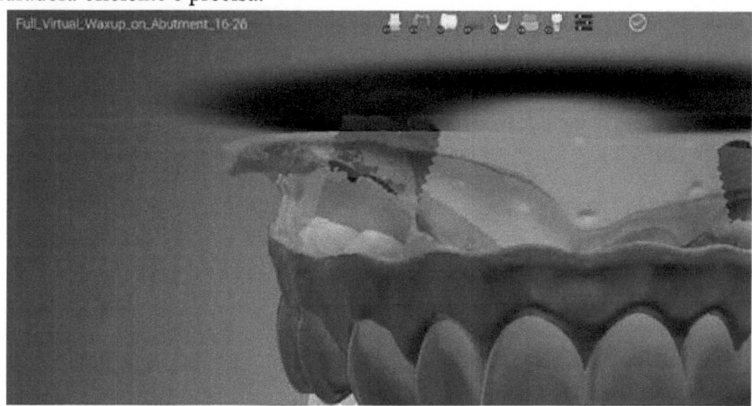

iv. Coroa Planmeca Romexis:

- Foco: O Planmeca Romexis Crown faz parte do pacote de software Romexis mais amplo, enfatizando uma abordagem integrada à odontologia digital.
- Caraterísticas:- Digitalização intra-oral para impressões digitais.
- Ferramentas de desenho para coroas e outras restaurações.
- Integração com os sistemas de imagiologia e planeamento de tratamento Planmeca.
- Compatibilidade com as fresadoras Planmeca.
- Funcionalidades de comunicação e colaboração em tempo real.
- Objetivo: A Planmeca concentra-se em fornecer um fluxo de trabalho digital contínuo e unificado, integrando vários aspectos da medicina dentária digital num sistema coeso.

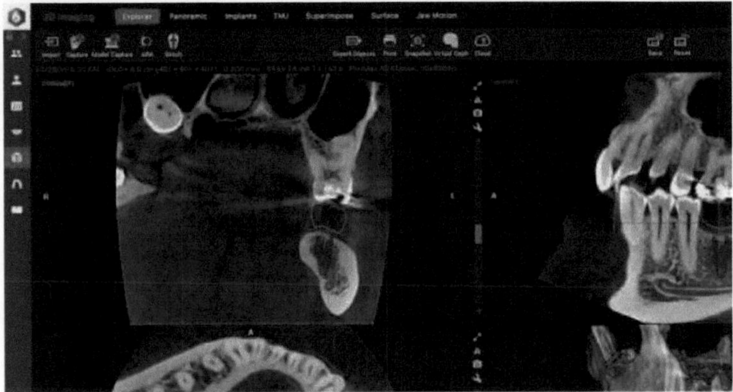

v. CEREC da Dentsply Sirona:

• Foco: A CEREC é conhecida pelas suas soluções CAD/CAM no consultório, enfatizando a eficiência do consultório.
• Caraterísticas:- Tecnologia Omnicam para impressões digitais rápidas e precisas.
- Fresagem em cadeira para restaurações no próprio dia.
- Software de desenho intuitivo para várias restaurações dentárias.
- Integração com unidades de fresagem para fabrico direto.
- Ferramentas de comunicação com o doente para explicação do tratamento.

- Objetivo: A CEREC centra-se em fornecer aos dentistas capacidades CAD/CAM no consultório, permitindo-lhes oferecer restaurações no próprio dia e melhorar a experiência do paciente.

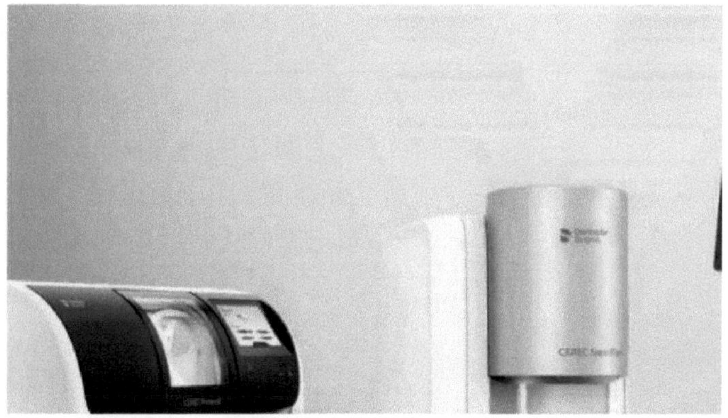

d) Software ortodôntico Virtually Clear:

- Visão geral: O software ortodôntico para alinhadores transparentes desempenha um papel crucial na conceção, planeamento e gestão dos tratamentos com alinhadores transparentes. Estas soluções de software foram concebidas para ajudar os ortodontistas a criar planos de tratamento precisos, a simular movimentos dentários e a comunicar eficazmente com os pacientes. Seguem-se alguns exemplos de software ortodôntico normalmente utilizado para tratamentos com alinhadores transparentes:

1. Site do Invisalign Doctor:

- Âmbito: Invisalign é um sistema de alinhadores transparentes bem conhecido e o Invisalign Doctor Site é a plataforma online que os ortodontistas utilizam para planear e gerir os tratamentos Invisalign.
- Caraterísticas principais:
- Planeamento do tratamento: Ferramentas para criar e personalizar planos de tratamento com alinhadores transparentes.
- Impressões digitais: Integração com sistemas de impressão digital para digitalizações precisas.
- Acompanhamento do progresso: Monitorização do progresso do paciente ao longo do tratamento.

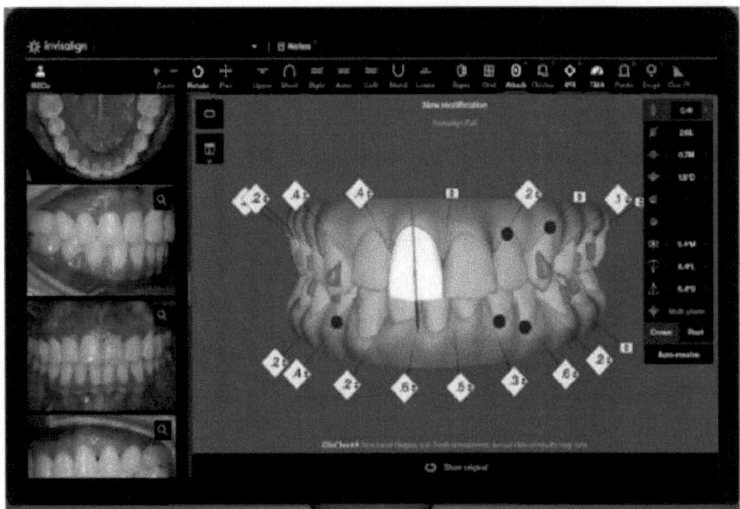


- O foco: O SureSmile fornece um planeamento avançado do tratamento ortodôntico, incluindo tratamentos com alinhadores transparentes.
- Caraterísticas principais:
- Planeamento de tratamento 3D: Simulações de tratamento 3D precisas para alinhadores transparentes.
- Personalização: Planos de tratamento personalizados com base nas necessidades do paciente.
- Monitorização do progresso: Ferramentas para acompanhar e analisar o progresso do tratamento.

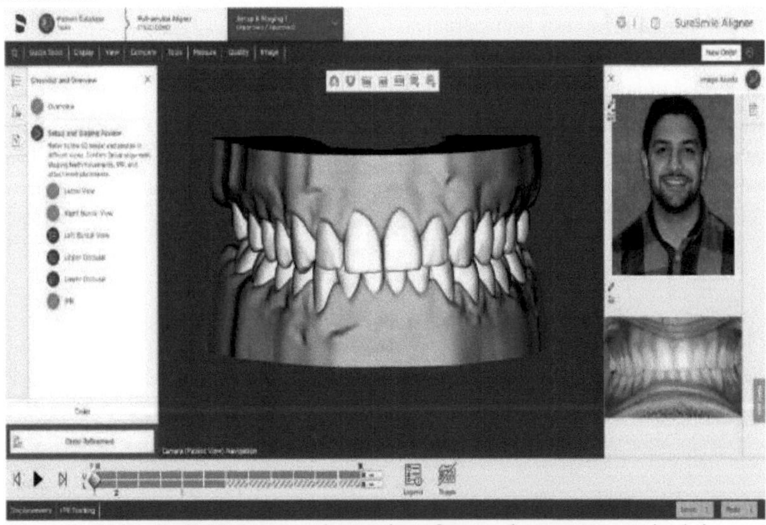


- Foco: O Ortho CAD iQ é uma solução de software abrangente que inclui o planeamento do tratamento com alinhadores transparentes entre as suas funcionalidades.

- Caraterísticas principais:

- Impressões digitais: Integração com sistemas de impressão digital para digitalizações exactas.
- Simulação de tratamento: Simulação 3D de movimentos dentários para planeamento de alinhadores transparentes.
- Ferramentas de comunicação: Recursos para uma comunicação eficaz com os pacientes.

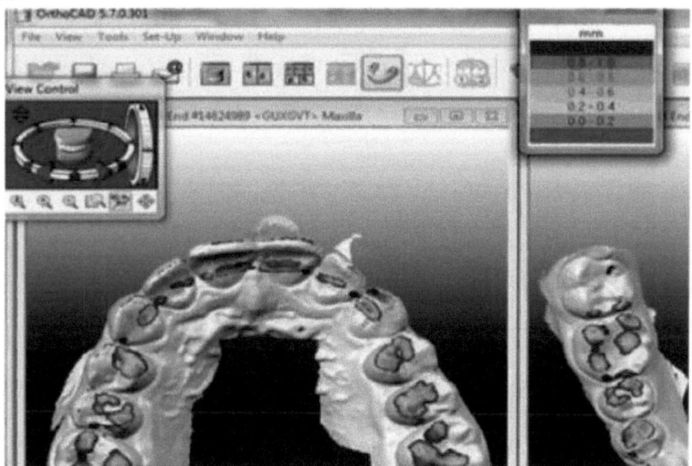


iv. Sistema 3Shape Ortho:

- Âmbito: O 3Shape Ortho System oferece uma gama de soluções ortodônticas, incluindo o planeamento do tratamento com alinhadores transparentes.
- Caraterísticas principais:

- Planeamento do tratamento: Ferramentas avançadas para planear tratamentos com alinhadores transparentes.
- Fluxo de trabalho digital: Integração perfeita com fluxos de trabalho digitais, incluindo impressões digitais.
- Comunicação com o doente: Auxílios visuais para uma comunicação eficaz com os doentes.

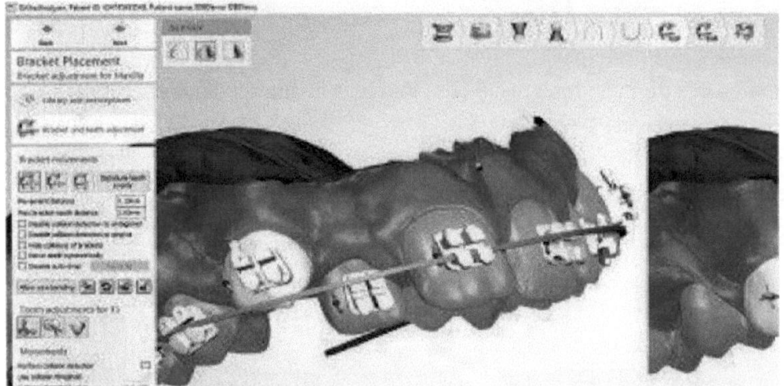

- Foco: O DentalCAD da exocad inclui módulos ortodônticos para o planejamento de tratamentos com alinhadores transparentes.
- Caraterísticas principais:

- Personalização: Adaptação dos planos de tratamento com base nas necessidades individuais do paciente.
- Impressões digitais: Integração com sistemas de impressão digital.
- Simulação e visualização: Simulação 3D para uma visualização clara de resultados do tratamento.

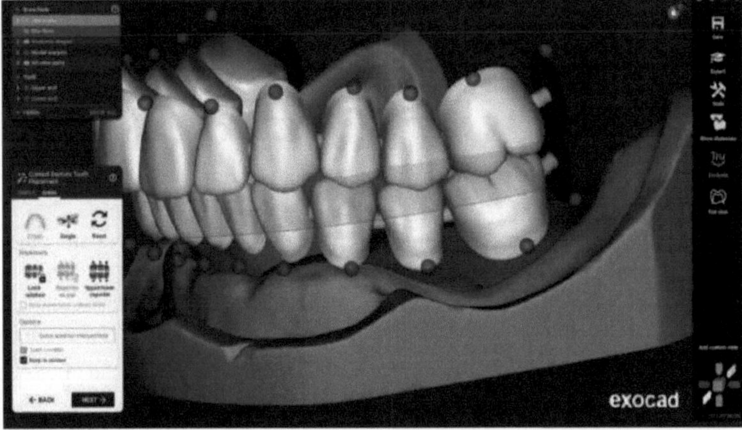


vi. OrthoAnalyzer da 3Shape:

- O foco: O Ortho Analyzer faz parte do conjunto de software ortodôntico 3 Shape, oferecendo ferramentas para o planeamento do tratamento com alinhadores transparentes.
- Caraterísticas principais:
- Simulação de tratamento: Simulações 3D de movimentos dentários.
- Impressões digitais: Integração com sistemas de impressão digital.
- Acompanhamento do progresso: Monitorização e análise do progresso do tratamento.

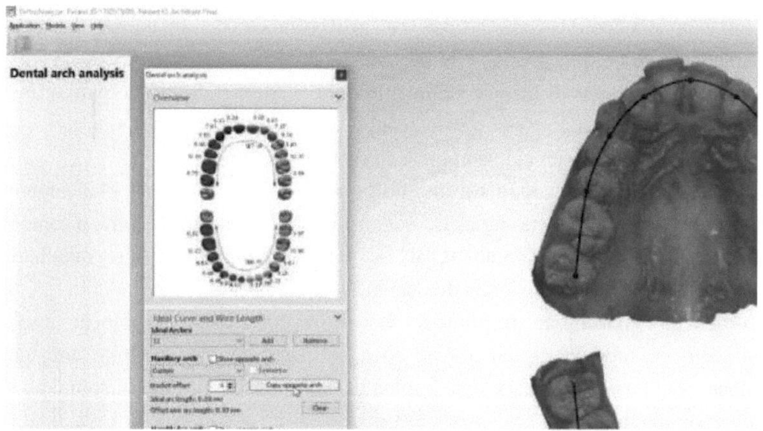


vii. Limpar Correto:

- O objetivo: Clear Corret é um sistema de alinhadores transparentes com uma plataforma de software associada para planeamento e gestão do tratamento.
- Caraterísticas principais:

- Planeamento do tratamento: Ferramentas para criar e personalizar planos de tratamento com alinhadores transparentes.
- Comunicação: Funcionalidades para a comunicação dos planos de tratamento com os doentes.
- Acompanhamento do progresso: Monitorização do progresso do paciente ao longo do tratamento.

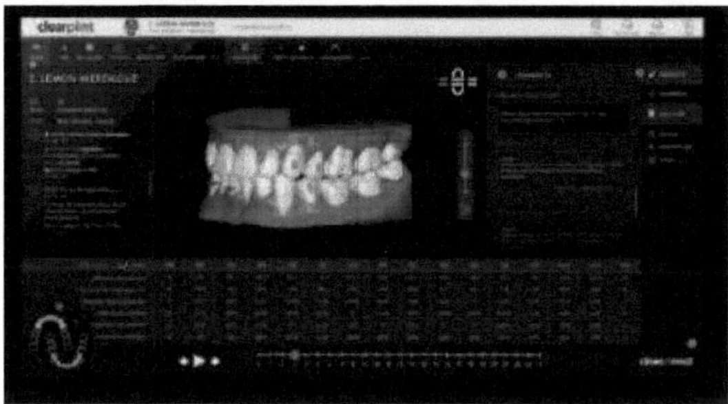

Estas soluções de software respondem às necessidades específicas dos ortodontistas que utilizam tratamentos com alinhadores transparentes. Normalmente, incluem funcionalidades para a integração de impressões digitais, planeamento preciso do tratamento, simulações 3D e comunicação eficaz com os pacientes para garantir resultados bem sucedidos e previsíveis. É importante que os ortodontistas escolham um software que esteja de acordo com as suas preferências práticas e que se integre perfeitamente no seu fluxo de trabalho.

d) Software de planeamento de implantes:

- Descrição geral: O software de planeamento de implantes é uma ferramenta especializada concebida para ajudar os profissionais de medicina dentária no planeamento e colocação precisos de implantes dentários. Estas soluções de software incorporam ferramentas avançadas de imagiologia, análise e simulação para otimizar o procedimento de implante .[23]

- Foco: Precisão e eficiência na colocação de implantes
- Caraterísticas: **-Integração de imagiologia** 3D: O software de planeamento de implantes integra-se em tecnologias de imagiologia 3D avançadas, como a tomografia computorizada de feixe cónico (CBCT). Isto proporciona vistas detalhadas e tridimensionais das estruturas orais do paciente.

- **Colocação virtual de implantes**: Os utilizadores podem colocar implantes virtualmente no modelo digital 3D da boca do paciente. Isto permite uma análise cuidadosa das posições ideais dos implantes com base no osso disponível e em considerações anatómicas.
- **Análise da densidade óssea:** O software inclui frequentemente ferramentas para analisar a densidade óssea no local do implante. Isto ajuda a determinar a adequação do osso para a colocação do implante e ajuda a selecionar o tamanho e o tipo de implante adequados.
- **Prevenção de nervos e estruturas anatómicas:** Para evitar complicações, o software de planeamento de implantes ajuda a evitar estruturas críticas, como nervos e dentes adjacentes, durante a fase de planeamento.
- **Planos de tratamento simulados:** Os profissionais de medicina dentária podem criar planos de tratamento simulados, visualizando a colocação de implantes proposta e avaliando o seu impacto na estética, funcionalidade e saúde oral geral.
- **Conceção de guias cirúrgicas:** Muitas soluções de software de planeamento de implantes permitem a conceção de guias cirúrgicas. Estas guias são utilizadas durante a cirurgia de implante real para garantir a execução precisa da colocação planeada.
- **Informações sobre compatibilidade de implantes:** São frequentemente incluídas informações sobre vários sistemas de implantes e a sua compatibilidade com o tratamento planeado. Isto assegura que o implante selecionado é adequado para o caso específico do doente.
- **Integração com sistemas CAD/CAM:** O software de planeamento de implantes pode integrar-se com sistemas de desenho assistido por computador/fabricação assistida por computador (CAD/CAM), permitindo a criação de próteses personalizadas que correspondem à colocação planeada do implante.
- **Ferramentas de educação do doente:** o software inclui funcionalidades educativas, permitindo aos profissionais de medicina dentária comunicar visualmente aos doentes o procedimento de implante planeado. Isto ajuda no consentimento informado e na compreensão do paciente.
- Importância do software de planeamento de implantes:
- **Exatidão e previsibilidade:** O software de planeamento de implantes aumenta a precisão e a previsibilidade da colocação de implantes, minimizando o risco de complicações.

- **Personalização:** A capacidade de personalizar os planos de tratamento com base na anatomia e nos requisitos individuais do doente melhora a taxa de sucesso dos procedimentos de implantes.
- **Eficiência de tempo:** Ao simplificar o processo de planeamento, o software de planeamento de implantes contribui para a eficiência do tempo na prática dentária, permitindo uma melhor gestão dos pacientes.
- **Complicações reduzidas:** O planeamento preciso facilitado pelo software ajuda a reduzir o risco de complicações durante e após a cirurgia de implante, conduzindo a melhores resultados para os pacientes.

Exemplo:

1. O software de visualização 3D da Carestream Dental:

- Foco: O software CS 3D Imaging foi concebido para a visualização e análise de imagens 3D dentárias, particularmente as adquiridas através da tecnologia de Tomografia Computorizada de Feixe Cónico (CBCT).
- Caraterísticas:

- Reconstrução de imagens 3D: Converte os dados do exame CBCT em imagens 3D detalhadas.
- Ferramentas de manipulação de imagens: Permite fazer zoom, pan e rotação para examinar os dados 3D de diferentes perspectivas.
- Ferramentas de medição: Permite aos médicos efetuar medições precisas nas imagens 3D.
- Planeamento de implantes: Apoia o planeamento de implantes, permitindo que os médicos visualizem a anatomia do paciente em 3D.
- Integração: Integra-se frequentemente com outros softwares e sistemas Carestream Dental para um fluxo de trabalho abrangente.

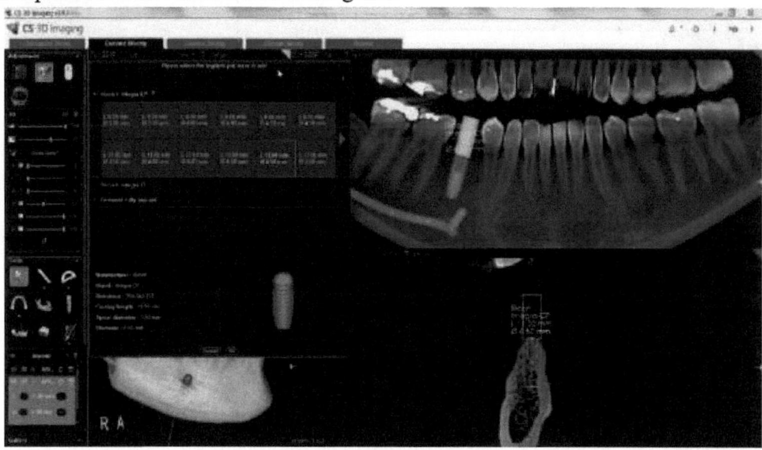

ii. Software NobelClinician

- Foco: O NobelClinician é um software de planeamento de implantes desenvolvido pela Nobel Biocare. Centra-se no fornecimento de soluções precisas e eficientes para planeamento de implantes e cirurgia guiada .[45]

- Caraterísticas:
- Integração de CBCT 3D para obtenção de imagens detalhadas.
- Ferramentas virtuais de colocação e visualização de implantes.
- Análise e avaliação da densidade óssea.
- Ferramentas para evitar nervos e estruturas anatómicas.
- Planos de tratamento simulados para uma avaliação exaustiva.
- Capacidades de conceção de guias cirúrgicos.
- Informações sobre a compatibilidade dos implantes.

Integração com os sistemas CAD/CAM NobelProcera.

- Ferramentas de educação dos doentes para a comunicação.

**- Principais distinções:**

- Desenvolvido pela Nobel Biocare, o NobelClinician enfatiza uma solução abrangente que se integra com os sistemas CAD/CAM NobelProcera.
- Conhecido pela sua precisão, o NobelClinician oferece uma gama de ferramentas para análise da densidade óssea, colocação virtual de implantes e desenho de guias cirúrgicas.
- Fornece informações de compatibilidade com os sistemas de implantes Nobel Biocare.
- Oferece uma interface de fácil utilização e ferramentas educativas para a comunicação com o paciente.

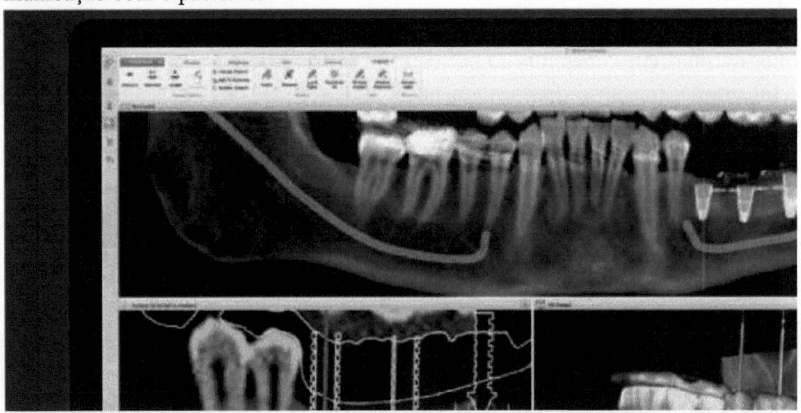

iii. Plano Blue Sky:

- Âmbito: O Blue Sky Plan é conhecido pela sua interface de fácil utilização e ferramentas abrangentes para o planeamento de implantes dentários e cirurgia guiada.

Caraterísticas: - Integração de CBCT para imagiologia 3D.

- Colocação virtual de implantes e simulação de tratamento.
- Evitar nervos e estruturas anatómicas.
- Conceção do guia cirúrgico.
- Compatibilidade com vários sistemas de implantes.

- Principais distinções:

- O Blue Sky Plan é reconhecido pela sua interface de fácil utilização, tornando-o acessível a um vasto leque de profissionais de medicina dentária.
- As funcionalidades incluem a integração de CBCT, a colocação virtual de implantes e a prevenção de nervos e estruturas anatómicas.
- As capacidades de conceção de guias cirúrgicas estão incluídas no software.
- Apoia ferramentas educativas para a comunicação com os doentes.

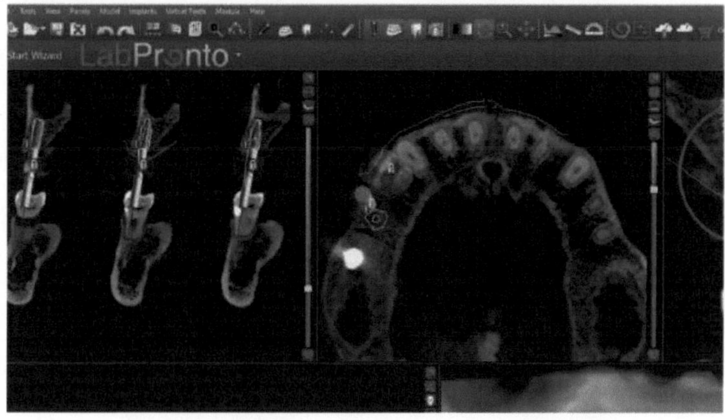

iv. Módulo de planeamento de implantes Exocad:

- Foco: A Exocad oferece um módulo de planeamento de implantes como parte do seu software dentário CAD/CAM[54] , que permite o planeamento e o design detalhados de implantes.
- Caraterísticas: - Integração de CBCT 3D.
- Colocação e visualização virtual de implantes.
- Análise da densidade óssea.
- Planeamento orientado para a prótese para uma estética óptima.
- Compatibilidade com uma vasta gama de sistemas de implantes.
- Integração com outros módulos CAD/CAM da Exocad.

- Principais distinções:

- Parte do conjunto CAD/CAM Exocad, o Módulo de Planeamento de Implantes centra-se no planeamento e design detalhados.
- Proporciona um planeamento orientado para a prótese para uma estética óptima.
- Integra-se com outros módulos Exocad, oferecendo uma solução abrangente para profissionais de medicina dentária.
- Suporta a compatibilidade com vários sistemas de implantes.

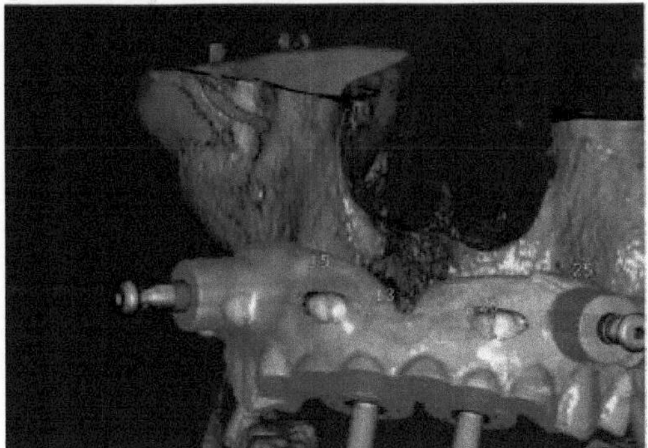

Âmbito: O 3Shape Implant Studio faz parte do conjunto de software 3Shape CAD/CAM e foi concebido para um planeamento de implantes eficiente e preciso.
Caraterísticas: - Integração de CBCT e digitalização intra-oral.
Colocação virtual de implantes e simulação de cirurgia guiada.
Análise e avaliação da densidade óssea.
Planeamento orientado para a prótese para resultados de aspeto natural.
Capacidades de conceção e fabrico de guias cirúrgicos.
Integração com o software de desenho dentário 3Shape.
Principais distinções:

- Parte do conjunto de software 3Shape CAD/CAM, o 3Shape Implant Studio é conhecido pelas suas capacidades de planeamento eficientes e precisas.
- Oferece um planeamento orientado para a prótese, facilitando resultados de aspeto natural.
- Integra-se com outro software de desenho dentário 3Shape.

- Fornece integração de CBCT e digitalização intra-oral.

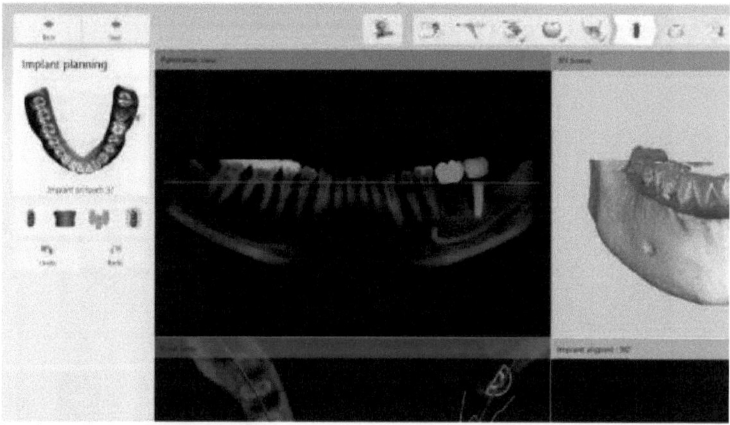


vi. SimPlant da Dentsply Sirona:

- O objetivo: O SimPlant é um sistema de planeamento de implantes e de guia cirúrgico bem estabelecido, utilizado por muitos profissionais de medicina dentária em todo o mundo.
- Caraterísticas: - Integração de CBCT para obtenção de imagens 3D exactas.
- Colocação virtual de implantes e simulação de tratamento.
- Ferramentas para evitar nervos e estruturas anatómicas.
- Apresentação e documentação exaustivas do caso.
- Compatibilidade com vários sistemas de implantes.
- Principais distinções:
- O SimPlant é um sistema de planeamento de implantes e de guia cirúrgico bem estabelecido.
- Conhecido pelas suas caraterísticas abrangentes de apresentação de casos e documentação.
- Fornece ferramentas para evitar nervos e estruturas anatómicas com precisão.
- Apoia a conceção e o fabrico de guias cirúrgicos.
- Capacidades de conceção e fabrico de guias cirúrgicos.

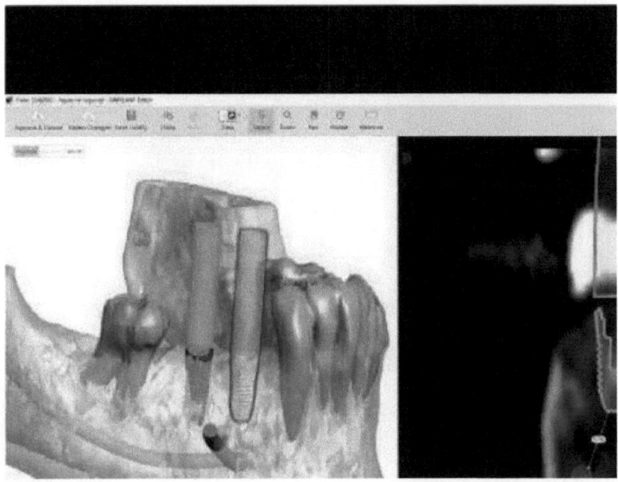

vii. Anatomage Invivo:

- Foco: O Anatomage Invivo é conhecido pelas suas capacidades avançadas de imagiologia e planeamento de tratamentos, incluindo o planeamento de implantes dentários.
- Caraterísticas: -Integração de TCFC com imagens 3D de alta resolução.
- Colocação virtual de implantes e simulação de cirurgia guiada.
- Ferramentas abrangentes para análise anatómica.
- Planeamento de tratamento interativo com opções orientadas para a prótese.
- Opções de conceção e exportação de guias cirúrgicas.

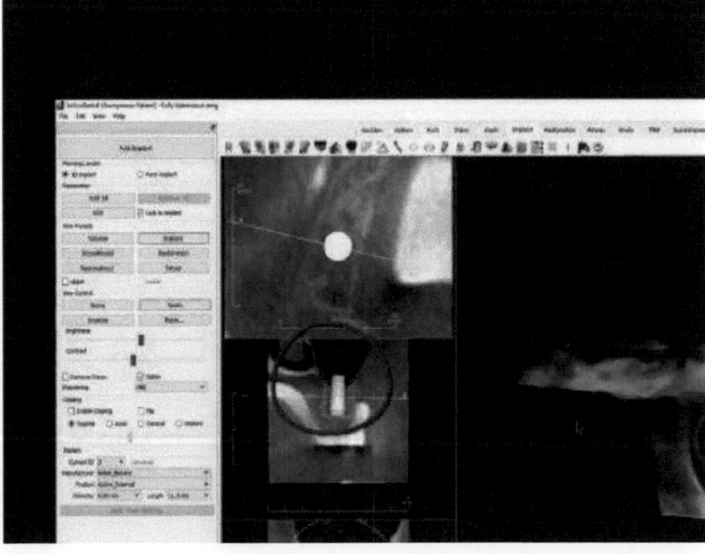

viii. **R2Gate:**

- **Tipo:** Software de planeamento de implantes dentários
- **O objetivo:** O R2Gate é um software de planeamento de implantes dentários concebido para ajudar os profissionais de medicina dentária no planeamento e colocação precisos de implantes dentários.
- **Caraterísticas:**

- Integração de imagens 3D.
- Colocação e simulação virtual de implantes.
- Análise da estrutura anatómica.
- Avaliação da densidade nervosa e óssea.
- Capacidades de conceção de guias cirúrgicos.

- **Programador:** O software está associado à empresa de implantes dentários Megagénio

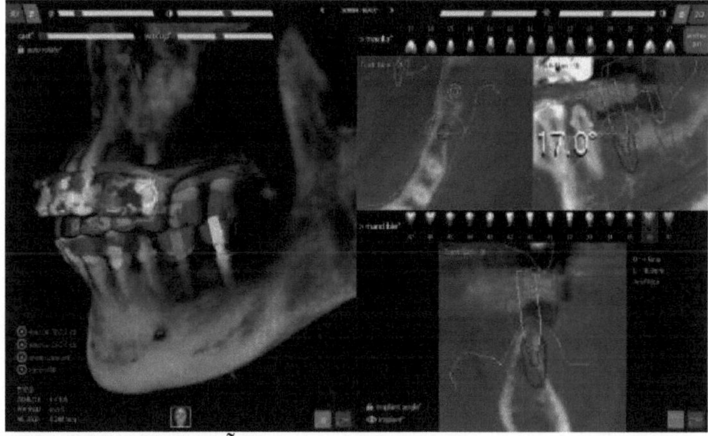


f) SISTEMA DE NAVEGAÇÃO:

Os sistemas de navegação intra-operatória, também conhecidos como navegação cirúrgica ou sistemas de navegação assistida por computador, são ferramentas avançadas concebidas para fornecer orientação em tempo real aos cirurgiões durante vários procedimentos médicos, incluindo cirurgia oral[28] . Estes sistemas utilizam uma combinação de tecnologias de imagem, de rastreio e informáticas para aumentar a precisão e o rigor das intervenções cirúrgicas:

i. **Tecnologia de imagiologia:**

- **Imagiologia pré-operatória:** Antes da cirurgia, são utilizadas modalidades de imagiologia de alta qualidade, como a TC (Tomografia Computorizada) ou a CBCT (Tomografia Computorizada de Feixe Cónico), para criar modelos 3D detalhados da anatomia do doente. Estas imagens servem de base para o planeamento cirúrgico.
- **Imagiologia intra-operatória:** Alguns sistemas de navegação incorporam dispositivos de imagiologia intra-operatória, tais como fluoroscopia ou câmaras ópticas, para captar continuamente o local da cirurgia em tempo real.

ii. **Sistemas de rastreio:**

- **Seguimento posicional:** Os sistemas de navegação utilizam várias tecnologias de seguimento, incluindo o seguimento ótico, o seguimento eletromagnético ou sistemas híbridos que combinam várias tecnologias. Estes sistemas monitorizam continuamente a posição e a orientação dos instrumentos cirúrgicos e, em alguns casos, a anatomia do doente.
- **Registo:** Os dados de imagiologia pré-operatória e a posição real do doente são registados e alinhados no sistema de navegação para garantir um mapeamento espacial preciso.

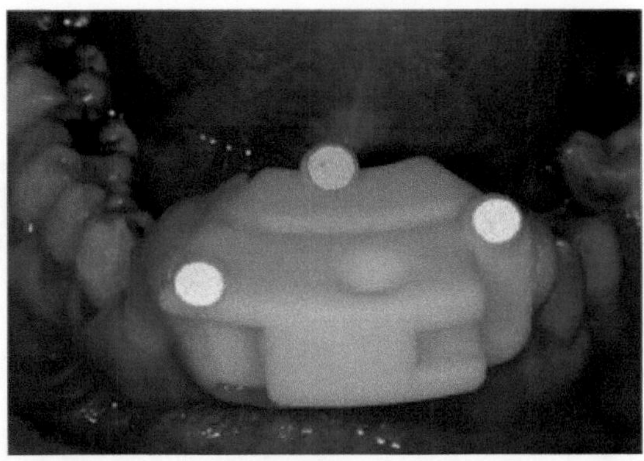

iii. **Software de navegação:**

- **Interface do utilizador:** Os cirurgiões interagem com o sistema de navegação através de uma interface de utilizador. Esta interface apresenta os modelos 3D da anatomia do doente, a posição dos instrumentos cirúrgicos e outras informações relevantes em tempo real.
- **Ferramentas de planeamento cirúrgico:** O software de navegação inclui frequentemente ferramentas de planeamento cirúrgico, permitindo aos cirurgiões simular e otimizar o procedimento antes de fazerem as incisões.
- **Informações de orientação:** Durante a cirurgia, o sistema fornece orientação em tempo real ao cirurgião, indicando o caminho ideal para a colocação de instrumentos e ajudando a garantir a execução precisa do procedimento planeado .[59]

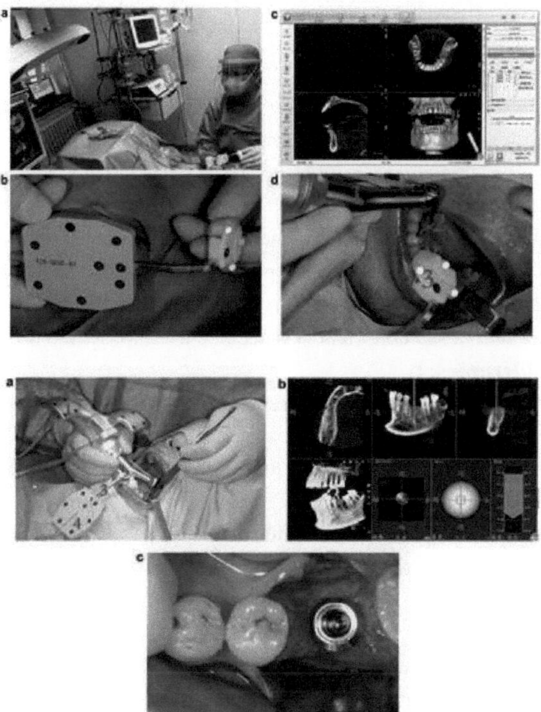

**Aplicações em cirurgia oral:**

i. **Colocação de implantes:**

- No contexto da implantologia dentária, os sistemas de navegação permitem um planeamento e execução precisos da colocação de implantes. Os cirurgiões podem identificar as localizações ideais dos implantes com base na densidade e qualidade do osso e na proximidade de estruturas vitais.

ii. **Biopsia e remoção de tumores:**

- Os sistemas de navegação ajudam a localizar e remover tumores ou a efetuar biopsias com precisão. Os cirurgiões podem navegar através de estruturas anatómicas complexas com maior precisão, reduzindo o risco de danos nos tecidos circundantes.

iii. **Reconstrução maxilofacial:**

- Em casos de trauma ou de cirurgia reconstrutiva, os sistemas de navegação ajudam a planear e a executar cortes ósseos precisos, colocação de enxertos e fixação de hardware.

iv. **Cirurgia ortognática:**

- Para a cirurgia corretiva do maxilar, os sistemas de navegação ajudam a planear e a executar movimentos precisos para obter uma estética facial e resultados funcionais óptimos.

v. **Procedimentos da articulação temporomandibular (ATM):**

- Nas cirurgias que envolvem a ATM, os sistemas de navegação ajudam os cirurgiões a localizar e tratar com precisão os problemas relacionados com a articulação.

**Benefícios em Cirurgia Oral:**

- **Maior precisão:** A navegação intra-operatória aumenta a precisão da colocação de implantes, fornecendo feedback em tempo real ao cirurgião. Isto é particularmente crucial nos casos em que o posicionamento exato dos implantes dentários é essencial para o sucesso a longo prazo.
- **Segurança melhorada:** O sistema pode ajudar a evitar estruturas críticas, como nervos ou vasos sanguíneos, minimizando o risco de complicações durante a cirurgia.
- **Visualização melhorada:** Os cirurgiões beneficiam de um auxílio visual dinâmico, melhorando a sua consciência espacial e a compreensão do local da cirurgia.

**Desafios e considerações:**

- **Custos e infra-estruturas:** A implementação de sistemas de navegação intra-operatória requer um investimento financeiro em equipamento e formação.

Além disso, a instalação cirúrgica tem de ter a infraestrutura necessária para suportar a tecnologia.

- **Curva de aprendizagem:** Os cirurgiões e a equipa cirúrgica podem precisar de tempo para se tornarem proficientes na utilização do sistema de navegação. Os programas de formação são essenciais para garantir uma integração efectiva no fluxo de trabalho cirúrgico.
- **Factores específicos do doente:** O sucesso dos sistemas de navegação depende de imagens pré-operatórias precisas. Os factores específicos do doente, como o movimento ou alterações na anatomia entre a aquisição de imagens e a cirurgia, podem afetar a precisão do sistema.

Software utilizado no sistema de navegação :

1. **Navident (By ClaroNav):**

- Visão geral: Navident é um sistema de navegação que inclui software para orientação por imagem em tempo real em medicina dentária. O software permite o planeamento e a navegação de vários procedimentos dentários, incluindo a colocação de implantes e tratamentos endodônticos.
- Caraterísticas principais:

- Orientação por imagem em tempo real: A Navident é conhecida por fornecer orientação em tempo real durante os procedimentos dentários. Isto envolve a integração de imagens em tempo real com dados de planeamento pré-operatório, permitindo que os médicos visualizem a anatomia do paciente em tempo real durante a cirurgia.
- Integração de CBCT: O sistema integra-se normalmente com dados de Tomografia Computorizada de Feixe Cónico (CBCT), fornecendo imagens 3D das estruturas orais e maxilofaciais do paciente. Isto permite um planeamento detalhado do tratamento e uma navegação precisa durante o procedimento.
- Software de planeamento do tratamento: A Navident inclui ferramentas de software para o planeamento do tratamento, permitindo aos médicos planear

virtualmente o procedimento antes de entrarem no bloco operatório. Isto pode envolver a conceção da colocação ideal do implante ou a visualização da anatomia do canal radicular em tratamentos endodônticos.

- Navegação dinâmica: O sistema utiliza a navegação dinâmica para orientar o médico em tempo real durante o procedimento. Isto envolve o seguimento da posição e orientação dos instrumentos em relação à anatomia do paciente, assegurando a execução precisa do plano de tratamento.
- Colocação de implantes: A Navident é particularmente utilizada para a colocação guiada de implantes. Os médicos podem planear a localização ideal do implante com base na anatomia do paciente e, em seguida, seguir a orientação em tempo real durante a cirurgia para colocar com precisão o implante na posição planeada.
- Tratamentos endodônticos: Para além da colocação de implantes, o Navident pode ser utilizado para tratamentos endodônticos. O sistema ajuda a visualizar e a navegar na complexa anatomia do canal radicular, facilitando procedimentos de canal radicular mais precisos e eficientes.
- Interface de fácil utilização: A interface do software foi concebida para ser de fácil utilização, permitindo que os médicos naveguem facilmente através das ferramentas de planeamento e visualizem a anatomia do doente, tanto na fase de planeamento como durante o procedimento real.
- Visualização 3D interactiva: A Navident fornece normalmente uma visualização 3D interactiva, permitindo aos médicos manipular e explorar a representação virtual da anatomia do doente. Isto ajuda a compreender melhor as relações espaciais durante o planeamento do tratamento .[28]

- Benefícios da Navident na medicina dentária:
- Precisão melhorada:
- Melhoria do planeamento do tratamento:
- Eficiência de tempo:
- Versatilidade:
- Conforto do paciente:

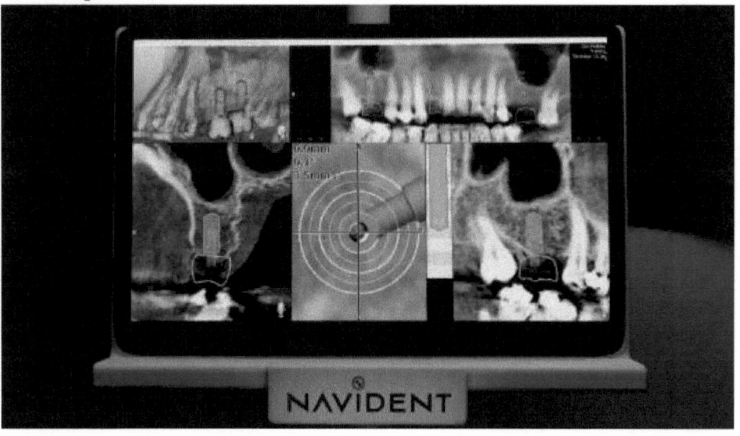

11. X software de guia:

- O sistema de implantes guiados X-Guide é um sistema de navegação 3D em tempo real, concebido para ajudar os profissionais de medicina dentária a colocar implantes dentários com precisão durante a cirurgia. Desenvolvido pela X-Nav Technologies, o sistema X-Guide combina imagens 3D, software informático e navegação dinâmica para melhorar a precisão da colocação de implantes.
- **Principais caraterísticas do sistema de implantes guiados X-Guide:**

- **Navegação 3D em tempo real:** O sistema X-Guide fornece orientação 3D em tempo real durante a cirurgia de implantes. Isto envolve o acompanhamento da posição da broca e do implante em relação à anatomia do paciente, permitindo ao médico visualizar a localização e o ângulo exactos da colocação do implante.
- **Navegação dinâmica:** A navegação dinâmica refere-se à capacidade do sistema de se adaptar em tempo real a quaisquer alterações efectuadas durante a cirurgia. Se o médico decidir ajustar a trajetória ou a localização do implante, o sistema actualiza dinamicamente a orientação para garantir a precisão.
- **Integração de CBCT:** O sistema X-Guide integra-se normalmente com imagens de tomografia computorizada de feixe cónico (CBCT). A CBCT fornece imagens 3D detalhadas da anatomia oral do paciente, ajudando no planeamento e navegação precisos do tratamento.
- **Software de planeamento do tratamento:** O sistema inclui software para planeamento do tratamento, permitindo aos médicos planear virtualmente a colocação do implante antes da cirurgia. Isto envolve a seleção da localização e da trajetória ideais com base na anatomia específica do doente.
- **Orientação de colocação de implantes em direto:** Durante a cirurgia propriamente dita, o sistema X-Guide orienta o médico em tempo real. A sobreposição de software no ecrã apresenta a posição planeada do implante e fornece sugestões de navegação dinâmicas para garantir uma execução precisa do plano de tratamento.

**- Fluxo de trabalho com o sistema de implante guiado X-Guide:**

1. **Planeamento pré-operatório:** Os médicos utilizam o software X-Guide para o planeamento pré-operatório, analisando as imagens de CBCT e selecionando a localização e a trajetória ideais do implante. O software permite um planeamento de tratamento virtual detalhado.
2. **Registo do doente:** Antes da cirurgia, o sistema é submetido ao registo do doente para alinhar o plano de tratamento virtual com a anatomia real do doente. Este registo garante a precisão durante o procedimento ao vivo.
3. **Navegação em tempo real:** Durante a cirurgia, o sistema X-Guide fornece orientação de navegação em tempo real. O cirurgião segue as indicações dinâmicas no ecrã para colocar o implante com precisão, de acordo com o plano pré-operatório .[29]

**- Vantagens do sistema de implante guiado X-Guide:**

1. **Precisão melhorada:**
2. **Minimamente Invasivo:**

3. **Previsibilidade melhorada:**
4. **Fluxo de trabalho eficiente:**
5. **Conforto do paciente:**

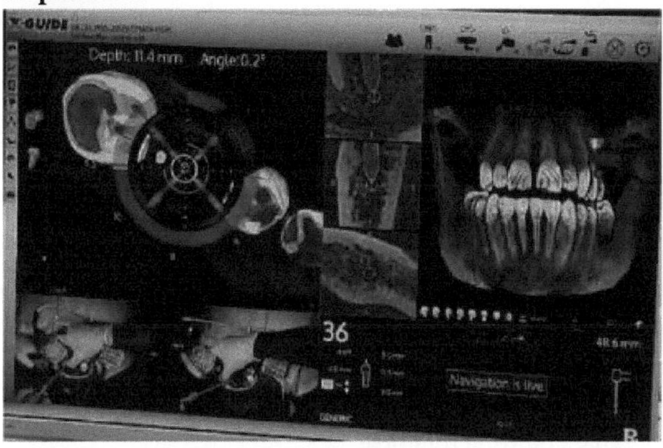


g) **Cirurgia Assistida por Robot em Cirurgia Oral:**

A cirurgia assistida por robots envolve a utilização de sistemas robóticos para ajudar e melhorar as capacidades dos cirurgiões durante vários procedimentos. No contexto da cirurgia oral, estes sistemas robóticos podem ajudar a efetuar movimentos precisos e controlados, contribuindo para melhorar os resultados e reduzir potencialmente a invasividade dos procedimentos .[30]

**Caraterísticas principais:**

1. **Sistema robótico:**

- O sistema robótico é composto por braços robóticos equipados com instrumentos cirúrgicos especializados. Estes braços são controlados por um sistema informático que interpreta os movimentos do cirurgião e os traduz em acções precisas dos instrumentos robóticos.

2. **Consola cirúrgica:**

- Os cirurgiões operam a partir de uma consola equipada com controlos principais. Estes controlos permitem ao cirurgião manipular os braços robóticos e os instrumentos com precisão. Os movimentos do cirurgião são traduzidos em tempo real para o sistema robótico.

3. **Sistema de visão:**

- Os sistemas assistidos por robô incluem frequentemente câmaras de alta definição e sistemas de imagiologia que proporcionam uma visão detalhada e ampliada do local da cirurgia. Esta visualização melhorada é crucial para manobras exactas e precisas.

**Aplicações em cirurgia oral:**

1. **Precisão na colocação de implantes:**

- A cirurgia assistida por robô pode ser utilizada em procedimentos de implantes dentários para aumentar a precisão. O sistema robótico ajuda a perfurar com precisão o osso e a colocar os implantes em locais previamente planeados. Este nível de precisão é particularmente benéfico em casos com considerações anatómicas complexas.

2. **Cirurgia maxilofacial:**

- Em cirurgias maxilofaciais complexas, tais como procedimentos ortognáticos ou cirurgias reconstrutivas, os robots podem ajudar os cirurgiões a realizar movimentos complexos com um elevado grau de precisão. Isto é especialmente valioso quando se lida com estruturas delicadas na região facial.

3. **Procedimentos em tecidos moles:**

- Os robots podem ser utilizados em procedimentos de tecidos moles, como cirurgias às gengivas ou biopsias. A precisão oferecida pela assistência robótica pode contribuir para minimizar os danos nos tecidos saudáveis circundantes.

4. **Sistemas de Feedback Haptic:**

- Alguns sistemas avançados de cirurgia assistida por robô incorporam feedback háptico, proporcionando ao cirurgião uma sensação de tato e resistência. Esta caraterística aumenta a capacidade do cirurgião para perceber o ambiente cirúrgico e tomar decisões informadas durante os procedimentos.

Software utilizado para cirurgia robótica:

1. **Sistema Cirúrgico da Vinci:**

- O Sistema Cirúrgico da Vinci é uma plataforma cirúrgica robótica amplamente utilizada em várias especialidades médicas, incluindo a cirurgia oral e maxilofacial. O sistema inclui uma consola para o cirurgião, braços robóticos e um sistema de visão. O software permite um controlo preciso dos instrumentos robóticos e proporciona uma visão 3D de alta definição do local da cirurgia.
- **Componentes principais do sistema cirúrgico da Vinci:**

1. **Consola do cirurgião:** O cirurgião opera o Sistema da Vinci a partir de uma consola, que está normalmente localizada na sala de operações. A consola fornece uma visão tridimensional de alta definição do local da cirurgia, permitindo ao cirurgião visualizar a área com uma clareza excecional. O cirurgião controla o sistema utilizando controlos principais que imitam os movimentos da mão.
2. **Carrinho do lado do doente:** Os braços robóticos e os instrumentos são montados no carrinho do lado do doente, que está posicionado perto da mesa de operações. Os braços robóticos traduzem com precisão os movimentos da mão do cirurgião a partir da consola para movimentos em tempo real e à escala dos instrumentos.
3. **Braços e instrumentos robóticos:** Os braços robóticos seguram e manipulam os instrumentos cirúrgicos. Estes instrumentos podem rodar e imitar a amplitude de movimento natural da mão humana, mas com maior precisão e estabilidade. Podem ser acoplados aos braços robóticos diferentes tipos de instrumentos, como tesouras, pinças e ferramentas de electrocauterização.
4. **Tecnologia EndoWrist:** Os instrumentos do Sistema da Vinci incluem a tecnologia EndoWrist, que permite uma amplitude de movimento total de 360 graus nas pontas dos instrumentos. Isto imita a destreza do pulso humano e facilita manobras complexas no local da cirurgia.
5. **Sistema de visão:** O sistema de visão inclui uma câmara e um conjunto de lentes

de alta definição que proporcionam uma visão estereoscópica do campo cirúrgico. A visão tridimensional melhora a perceção da profundidade, permitindo ao cirurgião navegar com precisão.

6. **Carrinho e torre da consola:** O carrinho da consola aloja os componentes e controlos do computador necessários para o cirurgião operar o sistema. A torre contém os componentes electrónicos que processam os comandos do cirurgião e os transmitem para o carrinho do lado do doente.

**Aplicações em cirurgia oral e maxilofacial:**

1. **Cirurgia Robótica Transoral (TORS):**

- A TORS envolve a utilização do Sistema da Vinci para aceder e operar tumores e outras condições na cavidade oral e na garganta através da boca. Esta abordagem minimamente invasiva pode reduzir a necessidade de cirurgia aberta tradicional e pode levar a tempos de recuperação mais rápidos.

2. **Ressecções de tumores:**

- O Sistema da Vinci pode ser utilizado para ressecções de tumores na região oral e maxilofacial. Os movimentos precisos dos braços robóticos são benéficos em procedimentos delicados em que a preservação do tecido saudável circundante é fundamental.

3. **Procedimentos reconstrutivos:**

- Nalguns casos, o Sistema da Vinci pode ajudar em cirurgias reconstrutivas, como as reconstruções faciais ou dos maxilares. A precisão do sistema pode contribuir para a obtenção de resultados estéticos e funcionais óptimos.

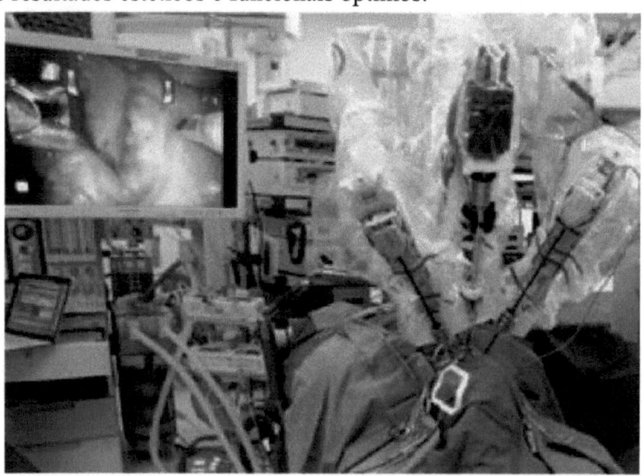

111. **ROSA (Assistente Cirúrgico Robótico) em Cirurgias Cranianas e Maxilofaciais:**

- O ROSA, ou Assistente Cirúrgico Robótico, é um sistema robótico avançado concebido para utilização em cirurgias cranianas e maxilofaciais. Desenvolvido para aumentar a precisão cirúrgica e ajudar os cirurgiões em procedimentos complexos, o ROSA integra um braço robótico com software sofisticado para planeamento pré-operatório e navegação intra-operatória.

- **Principais componentes da ROSA:**

**Braço robótico:** O ROSA está equipado com um braço robótico concebido para ser altamente flexível e preciso. O braço robótico pode ser posicionado e ajustado para facilitar o acesso a regiões específicas da anatomia craniana e maxilofacial.

- **Software para planeamento cirúrgico:** O sistema ROSA inclui software especializado para planeamento cirúrgico. Este software permite aos cirurgiões planear meticulosamente o procedimento através da análise de dados de imagiologia pré-operatória, tais como tomografias computorizadas ou ressonâncias magnéticas. Os cirurgiões podem visualizar a anatomia do paciente em três dimensões, identificando estruturas críticas e planeando caminhos ideais para intervenções cirúrgicas.

- **Software de navegação:** Para além do planeamento pré-operatório, o ROSA incorpora software de navegação para guiar o cirurgião durante o procedimento real. Este software monitoriza a posição do braço robótico e fornece feedback em tempo real, garantindo uma execução precisa do plano cirúrgico.

**- Aplicações em cirurgias cranianas e maxilofaciais:**

1. **Neurocirurgia:**

- O ROSA é frequentemente utilizado em procedimentos neurocirúrgicos, particularmente os que envolvem cirurgias cranianas complexas. A assistência robótica ajuda os cirurgiões a aceder e a tratar regiões específicas do cérebro com maior precisão.

2. **Cirurgia da base do crânio:**

- Nas cirurgias que envolvem a base do crânio, o braço robótico do ROSA pode ajudar a navegar em estruturas anatómicas complexas. Isto é crucial para minimizar os danos nos tecidos circundantes e obter resultados óptimos em procedimentos delicados.

3. **Neurocirurgia funcional:**

- O ROSA pode ser utilizado em procedimentos de neurocirurgia funcional, como as cirurgias de estimulação cerebral profunda (DBS). O braço robótico ajuda a localizar com precisão regiões específicas do cérebro para a colocação de eléctrodos, aumentando a eficácia do procedimento.

4. **Cirurgia maxilofacial:**

- Nas cirurgias maxilofaciais, as capacidades do ROSA podem ser aproveitadas para procedimentos que envolvam o esqueleto facial e estruturas associadas. Isto inclui cirurgias relacionadas com trauma, reconstrução e correção de deformidades.

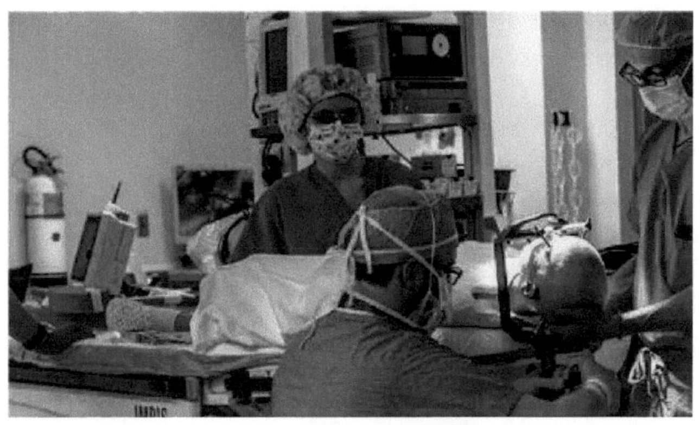

iv. **Sistema de cirurgia assistida por robot Yomi na cirurgia de implantes dentários:**

- O sistema de cirurgia assistida por robô Yomi é uma plataforma robótica especializada concebida explicitamente para a cirurgia de implantes dentários. Desenvolvido pela Neocis, o sistema Yomi integra um braço robótico com software de planeamento avançado para aumentar a precisão e o rigor na colocação de implantes dentários. Esta tecnologia tem como objetivo melhorar a previsibilidade dos procedimentos de implantes e otimizar os resultados para os pacientes.
- **Componentes principais do sistema Yomi:**

- **Braço robótico:** O sistema Yomi possui um braço robótico equipado com instrumentos altamente precisos. Este braço robótico ajuda o cirurgião a executar a colocação planeada do implante com um nível de precisão que pode ser difícil de alcançar manualmente.

- **Software de planeamento:** O software de planeamento do Yomi é um componente chave que permite ao cirurgião criar um plano de tratamento personalizado para a cirurgia de implantes dentários. O software utiliza dados de imagiologia pré-operatória, como o Cone Beam
Tomografia Computorizada (CBCT), para visualizar a anatomia do paciente em três dimensões.

**- Fluxo de trabalho com o sistema Yomi:**

1. **Planeamento pré-operatório:**

- O cirurgião utiliza o software de planeamento do Yomi para analisar a anatomia do paciente e planear a trajetória ideal para a colocação do implante. O software fornece uma visão detalhada da estrutura óssea, permitindo ao cirurgião identificar os locais mais adequados para os implantes.

2. **Simulação virtual:**

- O software de planeamento do Yomi permite uma simulação virtual da cirurgia. O cirurgião pode visualizar todo o procedimento, incluindo a colocação de implantes e o seu alinhamento com as estruturas anatómicas circundantes.

3. **Execução do plano de tratamento:**

- Durante a cirurgia, o sistema Yomi ajuda o cirurgião a executar a trajetória de tratamento pré-planeada. O braço robótico é guiado pelo cirurgião, mas incorpora feedback em tempo real do software de planeamento para garantir uma colocação precisa de acordo com o plano virtual.

4. **Orientação em tempo real:**

- O sistema Yomi fornece orientação em tempo real ao cirurgião durante todo o procedimento. Esta orientação inclui feedback visual e háptico para ajudar o cirurgião a seguir com precisão a trajetória planeada e a fazer quaisquer ajustes necessários durante a cirurgia.

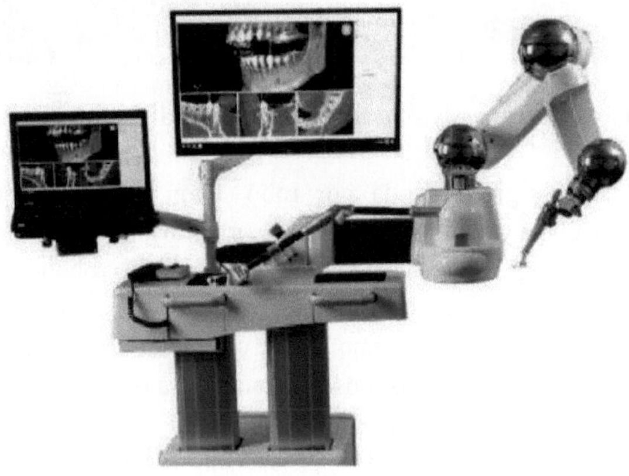

CAPÍTULO 9

## SOFTWARE DENTÁRIO DE COMUNICAÇÃO INTERNET E ETHERNET:

Em 1997, Cook utilizou pela primeira vez **o** termo "teledentistry" e definiu-o como a prática de utilização de tecnologias de videoconferência para a colocação de diagnósticos ou consultas para o tratamento a partir do destino. Estão a ser desenvolvidas diferentes variações de intercâmbio de dados médicos e dentários através da Internet. Prevê-se que este tipo de software revolucione a forma de intercâmbio de informações entre médicos e dentistas[31] . Atualmente, a teledentistry inclui actividades como o intercâmbio de informações através de linhas telefónicas, aparelhos de fax e transferência de documentos informáticos através da Internet. Existem também produtos de software especiais, concebidos para a comunicação e o intercâmbio de informações entre dentistas, e produtos de software concebidos para aceder a informações dentárias através da Internet.

- Principais caraterísticas da teledentística:

1. Consultas por vídeo: As plataformas de teledentistry oferecem consultas por vídeo seguras e compatíveis com a norma HIPAA, permitindo a comunicação em tempo real entre profissionais de medicina dentária e pacientes. As chamadas de vídeo permitem avaliações visuais e discussões interactivas.
2. Mensagens seguras: As funcionalidades de mensagens seguras permitem a comunicação encriptada entre os prestadores de serviços dentários e os pacientes. Isto permite a comunicação assíncrona, incluindo a partilha de imagens, documentos e informações relacionadas com planos de tratamento.
3. Partilha de documentos e imagens: As plataformas de teledentistry facilitam a partilha de documentos, radiografias, imagens intra-orais e outros ficheiros relevantes entre os médicos dentistas e os pacientes. Isto aumenta a capacidade de analisar remotamente as informações de diagnóstico.
4. Agendamento de consultas: Muitas soluções de teledentistry incluem funcionalidades para a marcação de consultas virtuais, tornando conveniente para os pacientes marcar e assistir a consultas sem estarem fisicamente presentes no consultório dentário.
5. Monitorização remota: A teleodontologia pode envolver a monitorização remota do progresso do tratamento. Os pacientes podem partilhar actualizações sobre a sua saúde oral e os profissionais podem fornecer orientação contínua e ajustes aos planos de tratamento, conforme necessário.
6. Portais de pacientes: Os portais de pacientes fornecem aos indivíduos um acesso seguro aos seus registos dentários, planos de tratamento e recursos educativos. Funcionam como centros centralizados de comunicação e troca de informações.
7. Conformidade com a HIPAA: As plataformas de teledentistry dão prioridade à adesão aos regulamentos da Lei de Portabilidade e Responsabilidade dos Seguros de Saúde (HIPAA), garantindo o tratamento seguro das informações dos pacientes e mantendo as normas de privacidade.
8. Acessibilidade entre plataformas: As soluções de teledentistry são concebidas para

serem acessíveis em vários dispositivos, incluindo smartphones, tablets e computadores, tornando conveniente para os médicos e os pacientes participarem em consultas virtuais.

9. Integração de faturação e seguros de telessaúde: Algumas plataformas de teledentistry integram-se com sistemas de faturação e processos de seguros, permitindo o tratamento eficiente das consultas virtuais em termos de reembolso e transacções financeiras.

Exemplos de software utilizado em teledentistry:

i. **Dentulu:**

**- Caraterísticas:**

- Dentulu oferece uma plataforma segura e compatível com HIPAA para consultas dentárias virtuais.
- Os pacientes podem marcar consultas, participar em consultas por vídeo e comunicar de forma segura com os seus dentistas.
- A plataforma suporta a partilha de imagens e documentos, permitindo que os pacientes carreguem fotografias ou documentos para análise do dentista.
- O Dentulu também inclui funcionalidades para monitorização e acompanhamento remotos.

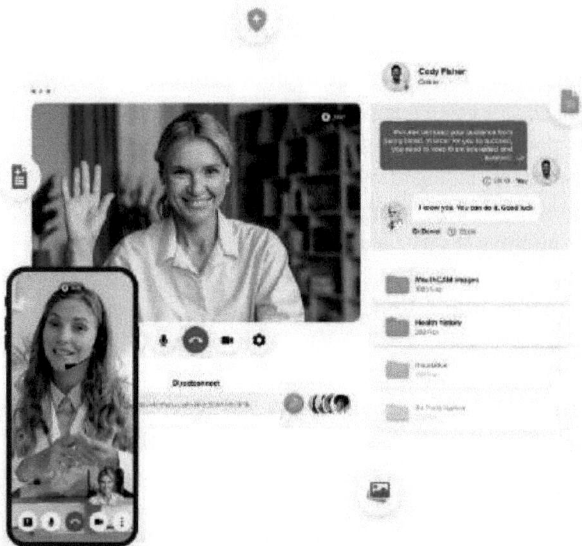

ii. **Vídeo do Doximity Dialer:**

- **Caraterísticas:**
- O Doximity Dialer Video é uma plataforma segura de videochamadas concebida para profissionais de saúde, incluindo dentistas.
- Os dentistas podem utilizar a plataforma para consultas virtuais com os pacientes, proporcionando uma forma segura e conveniente de estabelecer contacto.
- A plataforma é compatível com a norma HIPAA e permite a comunicação em

tempo real com os doentes.

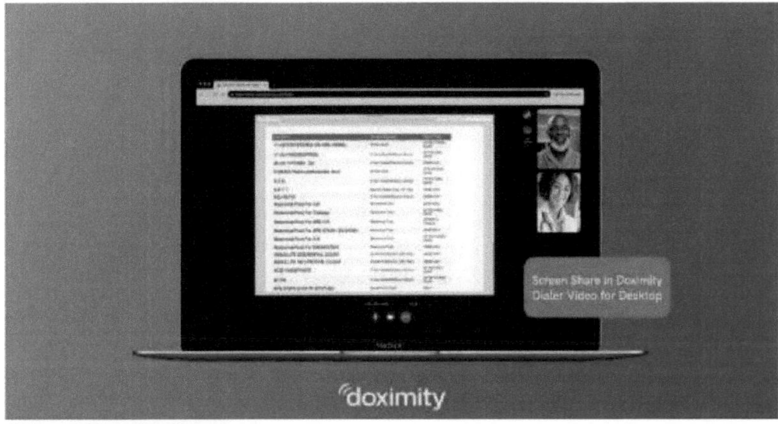


iii. **Weave Teledentistry:**

- **Caraterísticas:**

- A Weave Teledentistry fornece uma plataforma para consultas virtuais e comunicação com os pacientes.

- Os dentistas podem realizar consultas por vídeo, partilhar planos de tratamento e responder a perguntas dos pacientes à distância.

- A plataforma integra-se com as outras ferramentas de comunicação da Weave, permitindo uma comunicação simplificada com os pacientes.

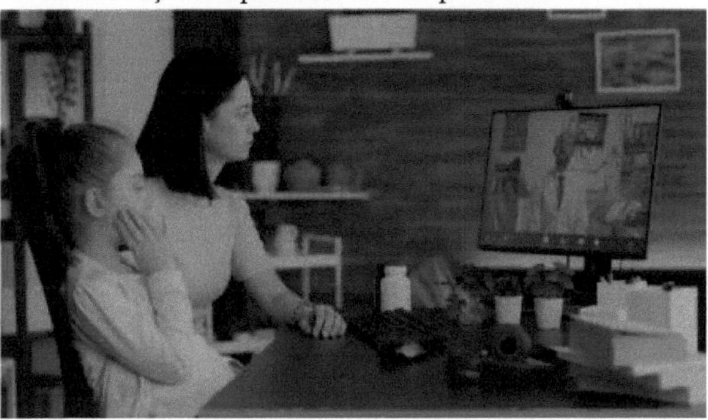

iv. **OrthoBanc VirtualCare:**

**- Caraterísticas:**

- A OrthoBanc VirtualCare foi concebida para clínicas de ortodontia e oferece soluções de marcação virtual de consultas.

- Os ortodontistas podem efetuar check-ins virtuais, monitorizar o progresso do tratamento e comunicar com os pacientes através de consultas por vídeo.

- A plataforma suporta mensagens seguras e partilha de documentos para uma melhor comunicação com os doentes.

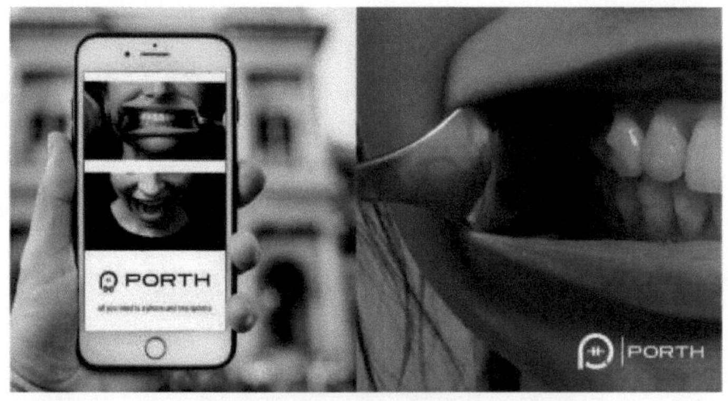


Inteligência Artificial em Medicina Dentária:

A inteligência artificial (IA) aumentou notavelmente a sua presença e importância numa vasta gama de sectores, incluindo a medicina dentária. Pode imitar a inteligência dos seres humanos para realizar previsões complexas e tomar decisões no sector dos cuidados de saúde[32] , em particular na endodontia. Os modelos de IA, como as redes neuronais convolucionais e/ou as redes neuronais artificiais, têm demonstrado uma variedade de aplicações em endodontia, incluindo o estudo da anatomia do sistema de canais radiculares, a previsão da viabilidade das células estaminais da polpa dentária, a medição dos comprimentos de trabalho, a identificação de fracturas radiculares e lesões periapicais e a previsão do êxito dos procedimentos de retratamento. As futuras aplicações desta tecnologia foram consideradas em relação à programação, aos cuidados dos pacientes, às interações medicamentosas, ao diagnóstico prognóstico e à cirurgia endodôntica robótica.

A IA virtual e a IA física (ou seja, robótica) são ambas aplicáveis no domínio dos cuidados de saúde. As fórmulas matemáticas para a dosagem de medicamentos, o diagnóstico e o prognóstico, a marcação de consultas, as interações medicamentosas, os registos de saúde electrónicos e a imagiologia são o principal domínio do tipo virtual. O aspeto físico inclui a reabilitação, a telepresença, o apoio robótico na cirurgia e os robôs de companhia para cuidados a idosos.

As aplicações da IA no sector dentário ainda não são rotineiras. No entanto, o desenvolvimento destas tecnologias teve um impacto na assistência robótica, no diagnóstico de imagens dentárias, na deteção de cáries, na radiografia e patologia e na manutenção de registos electrónicos. Em consonância com a expansão de outras especialidades dentárias, a investigação sobre IA endodôntica aumentou .[33]

IA capacidade de um computador demonstrar o seu próprio intelecto através da resolução de problemas utilizando dados.

- Aprendizagem automática: métodos utilizados para prever resultados a partir de um conjunto de dados. O objetivo é facilitar às máquinas a aquisição de dados já disponíveis e a resolução de problemas sem intervenção humana.
- Redes neuronais: utilizam neurónios artificiais e computam sinais que funcionam

de forma semelhante à do cérebro humano.

- Aprendizagem profunda: tem várias camadas computacionais que criam uma rede de neurónios que identifica padrões por si só, melhorando assim a deteção.
- Ciência dos dados: um processo de análise de dados e de extração de informações a partir dos dados analisados.
- Big data: analisa uma enorme quantidade de dados que está a aumentar constantemente na direção certa ao longo dos anos para fornecer aos consumidores informações corretas.

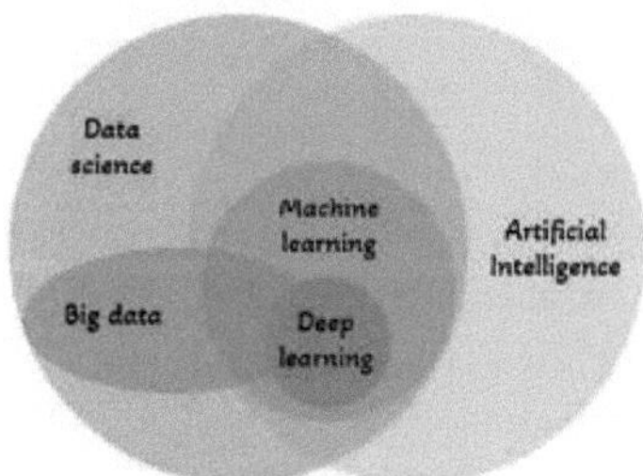


Hierarquia do sistema de inteligência artificial:
A IA, também conhecida como inteligência artificial, funciona como as máquinas. Segue a hierarquia fundamental das máquinas: entrada, processamento e saída. Em medicina dentária, os dados de entrada podem ser dados de voz (sons do instrumento manual), dados de texto (registos médicos ou de tratamento, parâmetros experimentais) ou dados de imagem (imagens espectrais ou radiográficas, fotografias). As redes neuronais processam estes dados de entrada e fornecem um resultado. O resultado pode ser um prognóstico, diagnóstico, tratamento ou previsão de doença. Pode interpretar pistas clínicas, efetuar análises cefalométricas ou reconhecer lesões com base em diferenças de voxel para chegar a um diagnóstico. Prevê o tratamento dos dados fornecidos, distinguindo as estruturas normais, estimulando e avaliando os resultados, convertendo os dados de voz ou fazendo a ponte entre a aquisição de dados e o CAD/CAM34. O programa de inteligência artificial pode antecipar a doença ou o seu prognóstico através da análise de genes, da priorização de factores de risco ou da previsão de resultados.

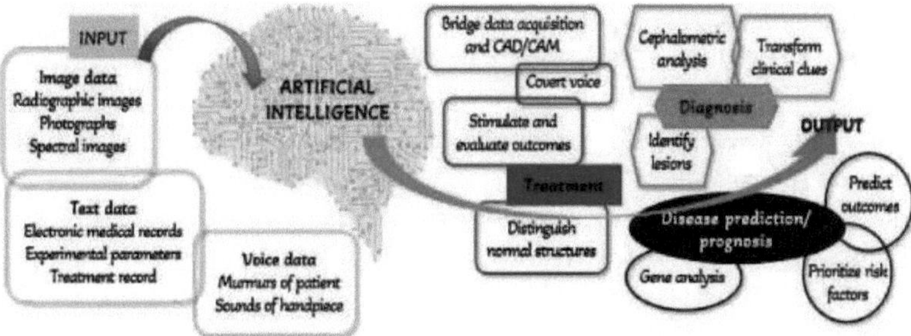


Aplicações da inteligência artificial:

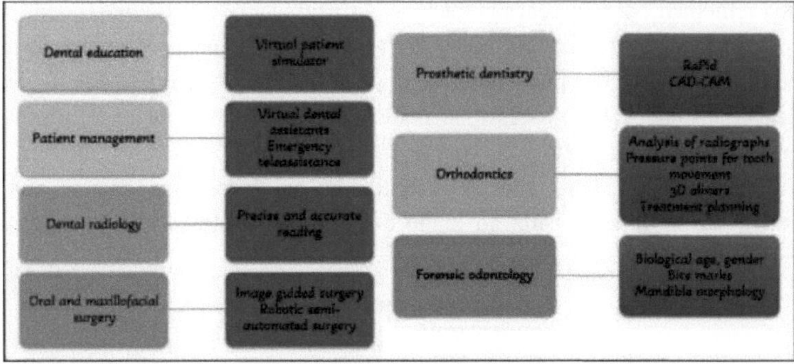


1. **Diagnóstico por imagem:**

- **Análise de imagens:** Os algoritmos de IA analisam as radiografias dentárias para detetar anomalias, cáries ou anomalias na estrutura dos dentes. Por exemplo, os sistemas de IA podem identificar sinais precoces de cáries dentárias ou avaliar a densidade óssea em radiografias panorâmicas .[35]
- **Análise cefalométrica:** A IA é utilizada para a análise cefalométrica, ajudando os ortodontistas a avaliar as relações faciais e dentárias. Ajuda no planeamento de tratamentos ortodônticos, fornecendo medições precisas.

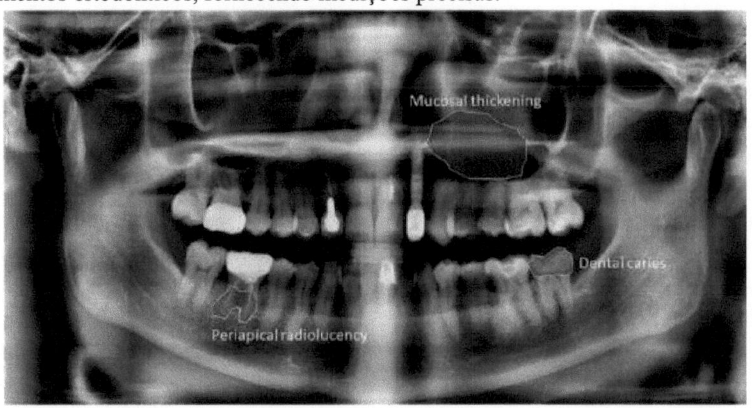


2. **Planeamento do tratamento:**

- **Modelação preditiva:** Os algoritmos de IA analisam dados históricos de tratamento prever os resultados de vários procedimentos dentários , o que ajuda os dentistas a formular planos de tratamento adaptados a cada paciente.
- **Simulações virtuais de tratamento:** O software orientado para a IA simula os resultados de procedimentos de dentisteria cosmética, permitindo aos pacientes visualizar potenciais resultados antes de se submeter a tratamentos como facetas ou procedimentos

ortodônticos.

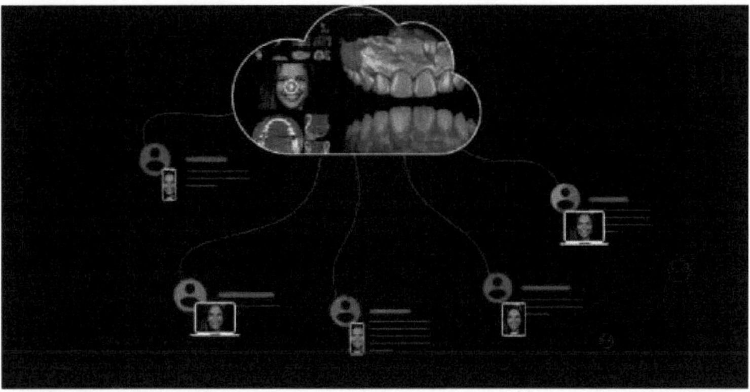

3. **Tarefas administrativas:**

• **Agendamento de consultas:** Os sistemas alimentados por IA optimizam os horários das consultas, tendo em conta factores como a duração do tratamento e a disponibilidade do médico. Isto minimiza os tempos de espera e melhora a eficiência geral da clínica.

• **Faturação e codificação:** A IA ajuda a automatizar os processos de faturação e a garantir a codificação exacta dos pedidos de indemnização de seguros, reduzindo o risco de erros e simplificando as tarefas administrativas.

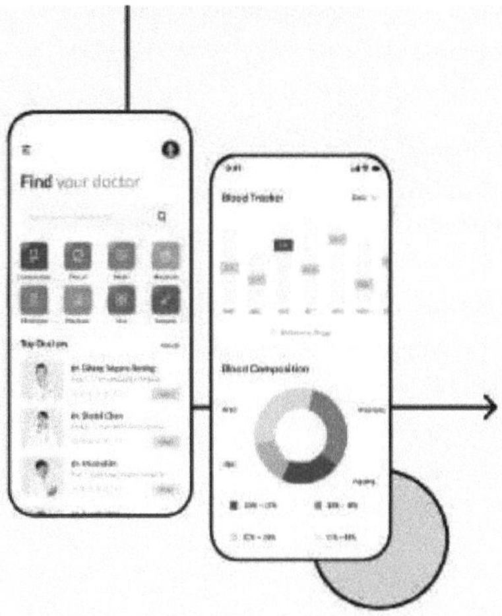


4. **Teledentistry:**

- **Consultas à distância:** A IA facilita as consultas à distância, permitindo a transmissão segura dos dados dos doentes. Os assistentes virtuais alimentados por IA podem recolher informações preliminares dos pacientes, ajudando na avaliação inicial antes de uma visita presencial.

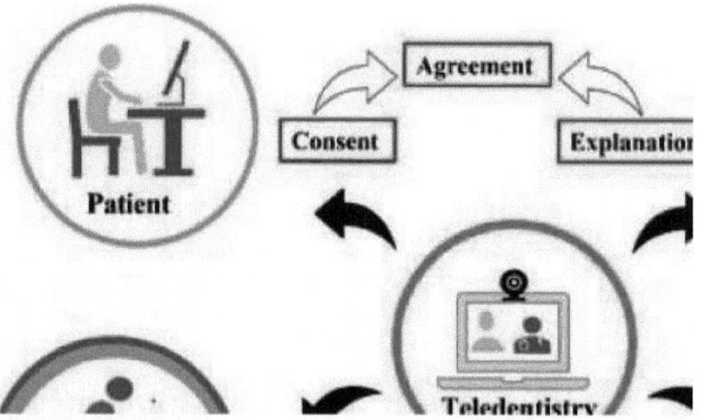


5. **Planeamento protético:**

**- Impressões digitais e próteses:** A IA ajuda na digitalização e impressões digitais de estruturas dentárias, contribuindo para a conceção e fabrico de próteses precisas, como coroas, pontes e implantes.

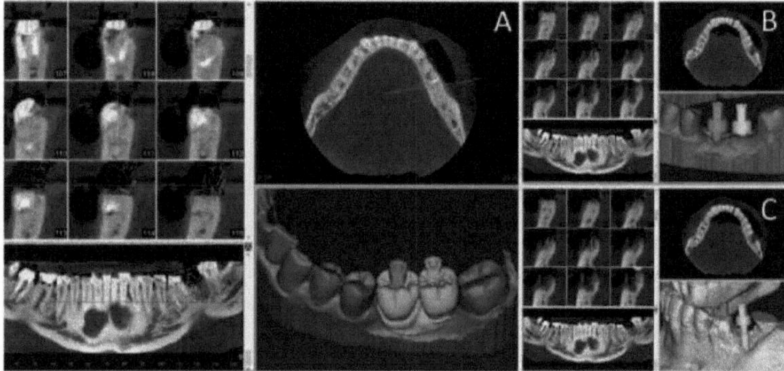


6. **Apoio à decisão clínica:**

**- Interpretação de dados clínicos:** As aplicações de IA prestam apoio aos médicos, analisando os dados de saúde completos de um paciente, ajudando na identificação de factores de risco e potenciais complicações antes dos procedimentos dentários .[36]

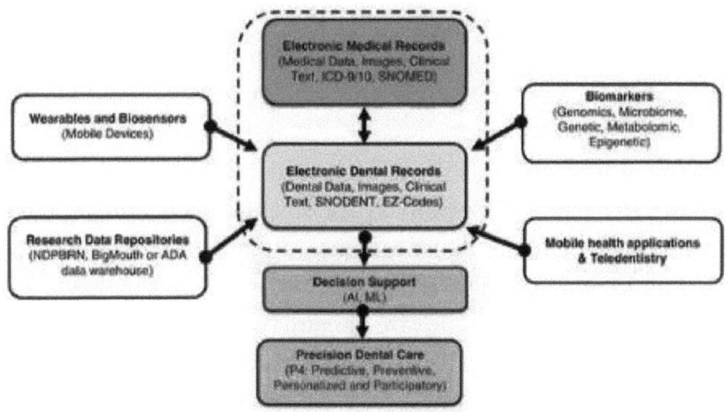


> VANTAGENS DO SOFTWARE DENTÁRIO:

1. Eficiência administrativa:
- Marcação automática de consultas
- Faturação e cobrança simplificadas
2. Gestão eficiente dos registos dos doentes:
- Armazenamento e recuperação digital dos registos dos doentes
- Historial completo dos doentes para uma tomada de decisões informada
3. Capacidades de diagnóstico melhoradas:
- Análise rápida e exacta de imagens de diagnóstico
- Deteção de cáries baseada em IA para uma intervenção precoce
4. Planeamento e personalização do tratamento:
- Formulação de planos de tratamento personalizados
- Otimização da impressão 3D para próteses dentárias
5. Integração de tecnologias avançadas:
- Integração perfeita de impressão 3D, realidade virtual e teledentística
- Sistemas CAD/CAM para fabrico preciso de próteses
6. Apoio à teledentistry:
- Facilitação de consultas remotas seguras
- Comunicação em tempo real para cuidados de saúde à distância
7. Melhoria e aprendizagem contínuas:
- Análise de dados para obter informações e melhorias
- Algoritmos adaptativos para aprendizagem contínua
8. Conformidade e segurança:
- Cumprimento dos regulamentos HIPAA
- Encriptação de dados para segurança das informações dos doentes

> Limitações dos programas informáticos dentários:

O software dentário tornou-se parte integrante dos consultórios dentários modernos, oferecendo inúmeras vantagens em termos de eficiência, exatidão e cuidados aos pacientes. No entanto, como qualquer tecnologia, o software dentário também tem as suas limitações. Eis algumas limitações comuns associadas ao software dentário :[37]

1. **Custo**: Os custos de implementação e manutenção podem constituir um obstáculo significativo para os consultórios dentários mais pequenos. Os elevados custos iniciais das licenças de software, hardware e taxas de subscrição contínuas podem ser difíceis de suportar por alguns consultórios.
2. **Curva de aprendizagem**: O software dentário requer frequentemente formação, tanto para os profissionais dentários como para o pessoal de apoio. Aprender a utilizar um novo software pode demorar algum tempo e, durante o período de transição, pode haver uma diminuição temporária da produtividade.
3. **Problemas de integração**: O software dentário pode não se integrar perfeitamente com outros sistemas ou tecnologias existentes numa clínica dentária. Os problemas de incompatibilidade podem levar a ineficiências e problemas de transferência de dados.
4. **Requisitos de hardware**: Alguns softwares dentários podem ter requisitos de hardware específicos e os sistemas mais antigos podem não cumprir essas normas. A atualização do hardware para cumprir os requisitos do software pode representar uma despesa adicional.
5. **Preocupações com a segurança dos dados**: Dada a natureza sensível das informações dos pacientes, a segurança dos dados é uma preocupação fundamental. O software dentário tem de cumprir os regulamentos de privacidade das informações de saúde e quaisquer vulnerabilidades no software podem conduzir a violações de dados.
6. **Desafios de personalização**: Embora muitas soluções de software dentário ofereçam uma série de funcionalidades, podem não ser totalmente personalizáveis para satisfazer as necessidades específicas de cada clínica dentária. Esta falta de flexibilidade pode limitar a adaptabilidade do software a fluxos de trabalho específicos.
7. **Problemas de fiabilidade**: Os erros de software, falhas ou interrupções no servidor podem perturbar o fluxo de trabalho normal e os cuidados prestados aos pacientes. A fiabilidade é crucial num ambiente de cuidados de saúde e qualquer tempo de inatividade pode afetar a eficiência da clínica dentária.
8. **Suporte e actualizações limitados**: Alguns fornecedores de software dentário podem não oferecer um apoio ao cliente adequado e as actualizações ou correcções podem ser pouco frequentes. Isto pode deixar os consultórios vulneráveis a ameaças à segurança e dificultar a adoção de novas tecnologias.
9. **Desafios da conformidade regulamentar**: O software dentário tem de cumprir várias normas regulamentares e manter-se atualizado com estes requisitos pode ser um desafio para os programadores de software. O não cumprimento das normas regulamentares pode ter consequências legais e financeiras para a clínica dentária.
10. **Dependência da ligação à Internet**: O software dentário baseado na nuvem depende de uma ligação estável à Internet. Se a Internet for lenta ou não estiver disponível, pode perturbar o acesso aos registos dos pacientes e a outras informações críticas.

## CONCLUSÃO

Em conclusão, a evolução do software dentário tem sido uma viagem transformadora, que se entrelaça perfeitamente com o panorama mais vasto da medicina dentária digital. Desde a sua integração inicial na década de 1960 até à era atual marcada pela ascensão da inteligência artificial, o software dentário tornou-se um elemento indispensável na prática dentária contemporânea. A adoção generalizada de computadores, tecnologias da informação e IA reflecte uma mudança dinâmica no sentido da precisão, eficiência e acessibilidade dos cuidados prestados aos pacientes.

As aplicações da IA na medicina dentária, em particular na imagiologia de diagnóstico, são imensamente promissoras, permitindo que os profissionais se concentrem em patologias complexas, ao mesmo tempo que simplificam a interpretação de imagens radiológicas de rotina. A colaboração entre clínicos e engenheiros é fundamental, combinando os conhecimentos clínicos com os avanços tecnológicos para obter os melhores resultados.

O software dentário, categorizado em funções administrativas, clínicas e baseadas na Internet, desempenha um papel multifacetado na gestão de registos de pacientes, agendamento, faturação, imagiologia, diagnóstico e planeamento de tratamentos. A sua importância vai além da mera manutenção de registos, actuando como um catalisador para a integração perfeita de tecnologias avançadas como a impressão 3D, a realidade virtual e aumentada, o design digital de sorrisos e a teledentistry na prática diária.

À medida que o panorama da medicina dentária continua a evoluir, o software dentário surge como uma força crucial que molda a eficiência, a precisão e o sucesso da medicina dentária digital. Não se trata apenas de uma ferramenta de apoio, mas sim de um elemento transformador, que impulsiona a inovação, melhora os cuidados prestados aos pacientes e impulsiona o campo da medicina dentária para uma nova era de precisão e acessibilidade. Na sua essência, o software dentário está na vanguarda da revolução digital em curso na medicina dentária, impulsionando a profissão para um futuro definido por tecnologias avançadas e melhores resultados para os pacientes.

## Biblografia

.

1 Delrose DC, Steinberg RW. O significado clínico do registo digital do paciente. J Am Dent Assoc. 2000 Jun;131 Suppl:57S-60S.

2 . Atkinson JC, Zeller GG, Shah C. Electronic patient records for dental school clinics: more than paperless systems. J Dent Educ. 2002 May;66(5):634-42.

3 . Machoy ME, Szyszka-Sommerfeld L, Vegh A, Gedrange T, Wozniak K. As formas de utilizar a aprendizagem automática em medicina dentária. Adv Clin Exp Med. 2020 Mar;29(3):375-384.

4 . Machoy ME, Szyszka-Sommerfeld L, Vegh A, Gedrange T, Wozniak K. As formas de utilizar a aprendizagem automática em medicina dentária. Adv Clin Exp Med. 2020 Mar;29(3):375-384.

5 . Machoy ME, Szyszka-Sommerfeld L, Vegh A, Gedrange T, Wozniak K. As formas de utilizar a aprendizagem automática em medicina dentária. Adv Clin Exp Med. 2020 Mar;29(3):375-384.

6 . Thrall JH, Li X, Li Q, Cruz C, Do S, Dreyer K, Brink J. Artificial Intelligence and Machine Learning in Radiology: Opportunities, Challenges, Pitfalls, and Criteria for Success. J Am Coll Radiol. 2018 Mar;15(3 Pt B):504-508.

7 . Abdul Saheer, Farzanz T Ziyad, Ajmy Rasheed3 e Shanila Abdul Majid. Softwares na prática odontológica - uma revisão da literatura. 2018 Feb 2(F), pp. 24195-
24198.

8 . Hosny A, Parmar C, Quackenbush J, Schwartz LH, Aerts HJWL. Inteligência artificial em radiologia. Nat Rev Cancer. 2018 Ago;18(8):500-510.

9 . Nagi R, Aravinda K, Rakesh N, Gupta R, Pal A, Mann AK. Aplicações clínicas e desempenho de sistemas inteligentes em radiologia dentária e maxilofacial: A review. Imaging Sci Dent. 2020 Jun;50(2):81-92.

10 Hiraiwa T, Ariji Y, Fukuda M, Kise Y, Nakata K, Katsumata A, Fujita H, Ariji E. Um sistema de inteligência artificial de aprendizagem profunda para avaliação da morfologia radicular do primeiro molar inferior em radiografia panorâmica. Dentomaxillofac Radiol. 2019 Mar;48(3):20180218.

11 Chen YW, Stanley K, Att W. Inteligência artificial em medicina dentária: aplicações actuais e perspectivas futuras. Quintessence Int. 2020;51(3):248-257.

12 Park WJ, Park JB. História e aplicação das redes neurais artificiais em medicina dentária. Eur J Dent. 2018 Out-Dez;12(4):594-601.

13 Vinayahalingam S, Xi T, Berge S, Maal T, de Jong G. Deteção automatizada de terceiros molares e nervo mandibular por aprendizagem profunda. Sci Rep. 2019 Jun 21;9(1):9007.

14 Mangano FG, Hauschild U, Admakin O, Fallin G, Cioccoel. Tendências actuais na investigação e desenvolvimento da medicina dentária digital. 2021

15 Vinayahalingam S, Xi T, Berge S, Maal T, de Jong G. Deteção automatizada de terceiros molares e nervo mandibular por aprendizagem profunda. Sci Rep. 2019 Jun

21;9(1):9007.
16 Estai M, Kanagasingam Y, Tennant M, Bunt S. A systematic review of the research evidence for the benefits of teledentistry. Jornal de Telemedicina e Telecuidados. 2018;24(3):147-156.
17 . Schleyer T.H. Spalleket M.H. Torres Urquidy. Um perfil dos actuais utilizadores da Internet em medicina dentária
18 Kirschner M. O papel da tecnologia da informação e da investigação informática na relação dentista-paciente. - Adv. Dent. Res, 17, 2003
19 Zimmerman, J.L., M.J. Ball e S.P. Petrovski . Computadores em medicina dentária . Dent clin. North Am., 30, 1986
20 Hurston - Anderson, l. Integrated office technology: how technology can help improve office efficiency- J. Am. Dent. Assoc., 2004, Vol- 10
21 Delrose, D.C. e R.W. Steinberg. O significado clínico do registo do paciente dentário - J. Am. Dent Association, 2000
22 Atkinson J. et al. Electronic patient records for dental school clinics: more than paperless systems-Journal of dental education, 66, 2002
23 Heid , D.W., J. Chasteen et A.W.Foorrey. O registo eletrónico de saúde oral - J. Contemp. Dent.Pract., 2002, Vol-1
24 GhazvinianZanjani F., AnssariMoin D., Verheij B., Claessen F., Cherici T., Tan T., de With P.H.N. Abordagem de aprendizagem profunda à segmentação semântica em digitalizações intra-orais de dentes em nuvens de pontos 3D; Actas da 2.ª Conferência Internacional sobre Imagiologia Médica com Aprendizagem Profunda, CL South Kensington Campus; Londres, Reino Unido. 8-10 de julho de 2019; pp. 557-571.
25 Khanagar SB, Alkadi L, Alghilan MA, Kalagi S, Awawdeh M, Bijai LK, Vishwanathaiah S, Aldhebaib A, Singh OG. Aplicação e Desempenho da Inteligência Artificial (IA) no Diagnóstico e Previsão do Cancro Oral Utilizando Imagens Histopatológicas: Uma Revisão Sistemática. Biomedicinas. 2023 Jun 1;11(6):1612
26 Berner ES. Sistemas de apoio à decisão diagnóstica: porque não são mais utilizados e o que podemos fazer? AMIA Annu Symp Proc. 2006;2006:1167-8
27 .. Berner ES, Maisiak RS, Heudebert GR, Young KR, Jr. Desempenho clínico e proeminência dos diagnósticos apresentados por um sistema de apoio à decisão de diagnóstico clínico. AMIA Annu Symp Proc. 2003:76-80.
28 Bi S, Wang M, Zou J, Gu Y, Zhai C, Gong M. Sistema de navegação para implantes dentários baseado na visão estéreo trinocular. Sensores (Basileia). 2022 Mar 27;22(7):2571.
29 Roberts D.W., Strohbehn J.W., Hatch J.F., Murray W., Kettenberger H. A frameless stereotaxic integration of computerized tomographic imaging and the operating microscope. J. Neurosurg. 1986;**65**:545-549.
30 Liu HH, Li LJ, Shi B, Xu CW, Luo E. Sistemas cirúrgicos robóticos em cirurgia maxilofacial
cirurgia: uma revisão. Int J Oral Sci. 2017 Jun;9(2):63-73.

31 Chen, J. et al. Teledentistry and its use in dental education - J. Am. Dent. Assoc., 134, 2003, Vol-3

32 Chen YW, Stanley K, Att W. Inteligência artificial em medicina dentária: aplicações actuais e perspectivas futuras. Quintessence Int. 2020;51(3):248-257.

33 Tandon D, Rajawat J. Presente e futuro da inteligência artificial em medicina dentária. J Oral Biol Craniofac Res. 2020 Out-Dez;10(4):391-396

34 . Susic I., TravarM, Susic M. A aplicação da tecnologia CAD/CAM em Medicina Dentária. IOP Conf Series: Mater Sci. 2016;

35 Devito K.L., de Souza Barbosa F., Filho W.N. Uma rede neural artificial perceptron multicamadas para diagnóstico de cárie dentária proximal. Oral Surg Oral Med Oral *Pathol Oral Radiol Endod.* 2008;106:879-884.

36 Hak F, Guimaraes T, Santos M. Para sistemas eficazes de apoio à decisão clínica: Uma revisão sistemática. PLoS One. 2022 Aug 15;17(8):e0272846.

37 . Schleyer, T. et L.A. Johnson - Avaliação de software educativo - Journal of dental education, 67, 2003, Vol- 11

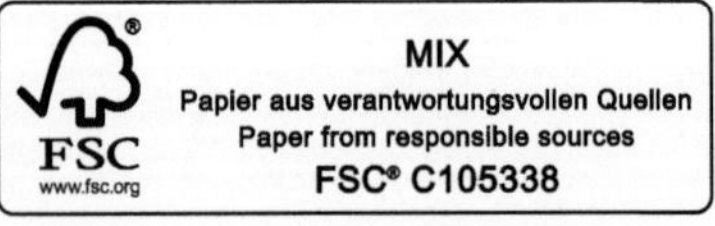


Printed by Books on Demand GmbH, Norderstedt / Germany